Ganz einfach vegan.

Vegane Ernährung ganz simpel erklärt mit 99 Fakten
und Basics zum Einsteigen, Verstehen und Umdenken
für Alle sowie einige schnelle und einfache vegane
Rezepte mit Suchtfaktor.

Ganz einfach vegan.

Vegane Ernährung ganz simpel erklärt mit 99 Fakten
und Basics zum Einsteigen, Verstehen und Umdenken
für Alle sowie einige schnelle und einfache vegane
Rezepte mit Suchtfaktor.

Das Buch:

Danke, ich bin nur Veganer und nicht krank!

Statt schon wieder einem bebilderten und teuren Kochbuch ein Nachschlagewerk für vegane Einsteiger, Umsteiger und Neugierige. Knapp zusammengefasst sind hier 99 Fakten, Anleitungen und wichtige Informationen, um Menschen zu verstehen, die vegan kochen. Ebenso hilft dieses Buch, seine eigene Küche auf vegan/vegetarisch um- oder einzustellen und dabei das eigene Maß zu finden.

So können Sie ganz einfach das eigene Verständnis vom Vegan sein entwickeln. Durch ein paar einfache und schnelle Rezepte, die einen neuen Geschmack wecken wollen, die einfachen auszuprobieren und nachzukochen sind, kann Spaß- und Suchtfaktor entstehen.

Rezension zu:
„Ganz einfach vegan" Von Arno Ostländer:

Ich habe Dein Buch nicht nur mit Freude gelesen, sondern es regelrecht absorbiert. Diese Sammlung von wichtigen Inhalten und Informationen ist genial und verdient meinen tiefsten Respekt für dieses Werk und das, was Alles noch kommt. Ich würde gerne meine Köche ausstatten und das Buch meinem Direktor und unserer Marketing Managerin vorlegen, damit es für unser Hotel als "Give Away" bzw. VIP Treatment in größerer Menge estellt wird.

Es ist die richtige Zeit für dieses Thema: Gesunde Ernährung in alle Facetten!

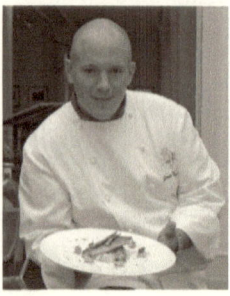

Euro-Toques Sterne-Koch Jeroen Rumpen, Executive Chef des Pullman Aachen Quellenhof

© Bild und Text mit freundlicher Genehmigung von Jeroen Rumpen

Der Autor:

Arno Ostländer, Jahrgang 1968, ist ein aus Radio, TV und Presse bekannter Coach und Berater, der beispielsweise als Experte für Zeitungen schreibt und im TV unter anderem tätig war als Berater von Silvia Wollny (Die Wollnys - Eine schrecklich große Familie). Darüber hinaus bloggt er zu vielen interessanten Themenbereichen und ist in vielen Medien gefragter Interviewpartner. Der Versicherungsfachwirt und frühere Vertriebstrainer hat kurz nach erreichen seines vierzigsten Lebensjahres aus einer tiefen Lebenskrise heraus sein Leben auf neue Beine gestellt. Er hat seither zahlreiche Ausbildungen absolviert und sehr viele berühmte Persönlichkeiten getroffen, mit denen er gearbeitet hat. Sein Ansatz ist hypnosystemisch, lösungsorientiert und konstruktivistisch. Er arbeitet mit Einzelpersonen, Familien, Gruppen und Firmen im niederländischen Vaals bei Aachen.

Durch seinen Wechsel in das vegane Leben erschien es ihm wichtig, die vegane Ernährung in sein berufliches Wirken zu integrieren, woraus dieses Buch und seine Kochkurse entstanden sind, die sich großer Beliebtheit erfreuen.

Seine Internetseite: www.paramedius.com

Ganz einfach vegan.

Vegane Ernährung ganz simpel erklärt mit 99 Fakten und Basics zum Einsteigen, Verstehen und Umdenken für Alle sowie einige schnelle und einfache vegane Rezepte mit Suchtfaktor.

Danke, ich bin nur Veganer und nicht krank!

Statt schon wieder einem bebilderten und teuren Kochbuch ein Nachschlagewerk für vegane Einsteiger, Umsteiger und Neugierige. Knapp zusammengefasst sind hier 99 Fakten, Anleitungen und wichtige Informationen, um Menschen zu verstehen, die vegan kochen. Ebenso hilft dieses Buch, seine eigene Küche auf vegan/vegetarisch um- oder einzustellen und dabei das eigene Maß zu finden.

So können Sie ganz einfach das eigene Verständnis vom Vegan sein entwickeln. Durch ein paar einfache und schnelle Rezepte, die einen neuen Geschmack wecken wollen, die einfachen auszuprobieren und nachzukochen sind, kann Spaß- und Suchtfaktor entstehen.

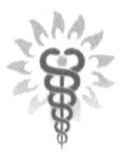

www.paramedius.com

Titel der Originalausgabe: Ganz einfach vegan
© Paramedius B.V., vertreten durch Arno Ostländer,
Vaals 2013
Alle Rechte vorbehalten

Autor: Arno Ostländer

Redaktionelle Mitarbeit, Lektorat und wissenschaftliche
Mitarbeit: Dipl. Chem., Dipl. Wirt. Chem.,
Ernährungsberaterin (sgd) Gewichtscoach (sgd) Silke
Wettstein

Bilder von Arno Ostländer: Brigitte Averdung-Häfner
Umschlaggestaltung und Layout: Arno Ostländer

CreateSpace Independent Publishing Plattform

ISBN-13: 978-1497419841
ISBN-10: 1497419840

Paramedius B.V., Maastrichterlaan 28C, 6291 ES Vaals,
Nederland
Bestuurder (Director, Geschäftsführer): Arno Ostländer
www.paramedius.com

Allgemeine Hinweise

Bei gesundheitlichen Beschwerden konsultieren Sie bitte
Ihren Arzt oder Heilpraktiker. Nehmen Sie
Medikamente oder alle anderen (Heil-)Mittel nur nach
Absprache mit einem Heilpraktiker, Arzt oder

Apotheker ein. Verwenden Sie Informationen aus diesem Buch nicht als alleinige Grundlage für gesundheitsbezogene Entscheidungen. Das Buch ist eine Meinungsäußerung des Autors und seiner Co-Autoren und könnte trotz bester Absichten ganz oder teilweise falsch sein.

Vorwort

99 Basics und Begriffe von A wie „Abnehmen" bis Z wie „Zucker"

1. Abnehmen/Diät
2. Adipositas
3. Agar Agar
4. Agavendicksaft
5. Aioli
6. Alsan/Butter/Margarine
7. Antioxidantien
8. Arteriosklerose und Thrombose
9. Aufschnitt
10. Austernpilze
11. Backen
12. Ballaststoffe
13. Basis Zutaten der veganen Küche
14. Bindemittel
15. Bio
16. Blüten-Paste
17. Blutdruck/Bluthochdruck
18. Brot
19. Brotaufstriche
20. Brühe
21. Calcium
22. Chicken Nuggets / Formfleisch
23. Cholesterin
24. Cola
25. Desserts
26. Diabetes
27. Ei Ersatz

28. Eis

29. Eisen

30. Essig

31. Ethik

32. Fertiggerichte

33. Fett/ Fettsäuren

34. Fleischersatz/ Fischersatz

35. Fondant/Modellierfondant

36. Fruchtpektin

37. Gelatine

38. Gicht

39. Gluten und Glutamat

40. Grillen

41. Guakernmehl

42. Herzerkrankungen

43. Honig

44. Hülsenfrüchte

45. Jod

46. Johannisbrotkernmehl

47. Kann Spuren von ... enthalten ...

48. Käse

49. Kinder

50. Körperpflege

51. Kräuter

52. Krebs

53. Lakritz

54. Lassi

55. Lupinen

56. Magnesium

57. Marmelade und Konfitüre

58. Mayonnaise

59. Milch

60. Muskelaufbau

61. Nüsse/ Mandeln

62. Pasta

63. Öl

64. Osteoporose

65. Pfeilwurzelstärke

66. Quark

67. Quorn

68. Regional

69. Restaurant

70. Reinigungsmittel

71. Rheuma

72. Rohkost

73. Saft

74. Seitan

75. Sahne

76. Sauce

77. Schellack

78. Schokolade

79. Seidentofu

80. Senf

81. Soja

82. Spritzcreme

83. Stevia

84. Super Fruits

85. Tamari

86. Tempeh

87. Tierrechte

88. Tofu

89. Umwelt

90. Versteckte Inhaltsstoffe

91. Vitamine

92. Vorratshaltung

93. Wasser

94. Wein

95. Wurst

96. Yuba

97. Zaziki

98. Zink

99. Zucker/Zuckerguss

Erste vegane Rezepte zum Kennenlernen

1. „Mett" à la Ben

2. "Ralfs NLP-" Hummus

3. Rühr-„Ei-Ei für Stephi"

4. "Eva's" Frikadellen

5. "Papas" Currysauce

6. "Isa's" Nudelsalat

7. Erbsensuppe "Oma Reloaded"

8. "Roberts Rucki Zucchini" Lasagne

9. Gefüllte Paprikaschoten "Mama meets Cemile und Nazan"

10. Gulasch "de Spatzek"

11. Sauerbraten "Rolis Next Generation Edition"

12. "Püppchens" Schokokuchen

13. "Laulins" Cupkaces

14. "Silkes Biker-" Pancakes

Danksagungen

Über den Autor

Vegane Kochkurse und andere Angebote - Seminare und Einzelarbeit

Literaturhinweise / Quellennachweise

Vorwort

Vegetarier kennen wir Alle schon. Nun kommen immer mehr Veganer auf uns zu. Reden wir zuerst einmal von einem Veganer, den ich ganz gut kenne und der oft unser Beispiel sein wird, von mir. Dabei bin ich nicht der Standard-Fall, aber vielleicht unterstützt Sie das dabei, die vielen vegan lebenden Menschen zu verstehen, die Sie kennenlernen und vielleicht lernen Sie sogar auch einen Weg, vegan genug für Ihre Verhältnisse zu leben.

Schauen wir uns erst einmal den Begriff "vegan" an und mein Verständnis davon, vegan zu leben. Danach schauen wir uns an, was klare Fakten und einfache Basics sind und dann schauen wir uns Rezepte an, die echt ein Genuss sind.

Nicht nur im Raum Aachen können Sie wunderbaren Worten lauschen wie: „Dat is nit vegan, dat is laktosefrei." Es mag dann anders klingen, aber der Inhalt ist passend. Ich kann Ihnen das aus dem Schwarzwald, dem Ruhrgebiet und den Niederlanden ebenso bestätigen. Das bedeutet in etwa, dass die Dame, die im Supermarkt arbeitet, keine Ahnung hat, was vegan bedeutet. Warum also sollte es für Otto-Normal-Esser eine Schande sein? Ich erklärte in einem konkreten Fall in Aachen einer solchen Verkäuferin, dass vegane Produkte von Hause aus laktosefrei sind, umgekehrt sei dies jedoch nicht zwingend der Fall. Sie verstand nichts mehr und Sie sind jetzt auch noch nicht weiter, oder? Stimmt, aber wir fangen ja auch gerade erst an. Vegan bedeutet eigentlich ganz einfach ohne tierische Produkte zu leben. Es war zuerst eine Welle, auf der ökologisch korrekte „Weltverbesserer" unterwegs waren. Nun sind wir trendy. Das finde ich vollkommen Okay, denn ich bin gerne trendy, wenn ich Gutes vollbringe. Aber ich bin von der ganz „schlimmen" Sorte, denn ich spüre in mich hinein, was ich wovon gerne übernehme und was für mich passt. Das heißt, ich habe nach wie vor außergewöhnlich viele Schuhe für einen Mann und diese sind überwiegend aus Leder. Hinzu kommt, dass ich sie nicht beabsichtige in den Müll zu werfen oder wegzugeben. Gelegentlich esse ich Honig oder Parmesan bzw. guten Hartkäse und manchmal ignoriere ich, dass im Senf vielleicht Essig ist, der nicht vegan ist.

Viele Veganer sagen, dass sie nichts konsumieren, was durch Tierausbeutung entstanden ist. Dann ist auch Honig betroffen, ebenso wie auch Schafwolle, Leder und vieles mehr. Somit ist klar, dass jeder Veganer sowieso Vegetarier ist, aber meist geht er viel weiter. Es ist jedoch so, dass viele Veganer auf unterschiedlichen Ebenen unterwegs sind. Manche tragen Lederjacken und Lederschuhe und andere nicht. Manche stellen nur die Ernährung um und eben nicht alle Teile des Lebens. Jeder Mensch entscheidet das für sich und das ist meines Erachtens auch angebracht. Suchen Sie aus, wann und wie vegan Sie selbst sein wollen.

Ich habe lange Zeit schon überlegt, ob und wie ich Fleisch und Fisch essen möchte. Ich habe Eier und Milch geliebt, ebenso wie Steaks und Fisch. Nach und nach habe ich empfunden, dass die Regale, in denen

Fleisch und Fisch liegen, wirklich Teile toter Lebewesen beinhalten. Das zog nach und nach immer tiefer in mein Bewusstsein ein. Paniert bzw. gebraten konnte ich es essen, aber nicht den Rohzustand ertragen oder gar den Gedanken, was das genau ist und wie es gezüchtet, getötet und verarbeitet wird. Ich besuchte dann mehrere Seminare von Dr. Ruediger Dahlke und lauschte seinen Ideen bezüglich Peacefood. Hier wird die vegane Idee wissenschaftlich fundiert begründet. Ich ging jedoch nach dem Vortrag erst noch einmal einen Burger essen und reflektierte, was ich gehört hatte. Am nächsten Tag fand ich im Schulungshotel widerliche Eier vor, ebenso wie Aufschnitt und Käse mit widerlichen Rändern. Dort stand jedoch ein wunderbarer Obstkorb, Sojamilch und tolles Müsli. Es kam die Idee, es einfach zu versuchen. Dieser Idee folge ich bis heute und begann erst nach etwa einem Jahr, es wie vorhin erwähnt, ein wenig zu lockern.

Jeder Mensch kann meiner Überzeugung nach vegan leben, es ist jedoch immer gut, sich so oder so regelmäßig auf wichtige

Eckpunkte untersuchen zu lassen und zu schauen, ob alle wichtigen Stoffe ausreichend vorhanden sind. Der Besuch beim Heilpraktiker, Ernährungsberater und/oder Arzt hat selten geschadet. Mangel-Argumente der Fast-Food-Esser, die nicht auf sich achten, sind eher lächerlich. Es wäre angebracht, wenn sie wissen, woraus beispielsweise Geflügelnuggets oder andere Formfleischprodukte gemacht werden.

Im Alltag vegan zu leben ist nicht wirklich einfach. Wir werden auf Stolperfallen stoßen und diese erkennen. Sie müssen nichts, worauf ich noch einmal klar hinweisen möchte. Sie können jedoch vieles, aber vor allem können Sie Ihr Leben genießen und sich von der veganen Idee bereichern lassen. Befreien Sie sich nicht gewaltsam aus einem Gefängnis und begeben sich in ein neues. Lernen Sie, bewusster zu leben und das Leben viel tiefer zu genießen, als bisher. Es wird etwas umständlicher, aber es hat mich und viele andere Menschen bereichert.

Und - wissen Sie was? Ich werde Sie gerne ermutigen, Ihre Art von veganem Leben zu entwickeln und Sie gerne anregen, authentisch und genussvoll zu leben, dabei bewusst zu sein und Spaß zu haben. Ich habe nichts gegen Sponsoren, würde sie aber zu erkennen geben. Bei meinen Kochkursen ist es übrigens lecker und lustig - und genau so soll das Buch auch sein. Seien Sie offen für menschliche und kulinarische Genüsse. Das hier ist so etwas wie mein Notizbuch und kein allgemein gültiges Gebetbuch. Dieses Buch ist mein Ratgeber und eine Sammlung von Tipps für Klienten, Freunde und nun auch noch meine Leser. Ich freue mich auf weitere Ergänzungen und bald erscheinende kostenlose und kostengünstige Rezepte aus meinen sehr vielfältigen Kochkursen und Vorträgen, die mir sehr viel Freude machen. Nutzen Sie es so und bekleckern Sie es gerne beim Kochen oder durch Ihre Korrekturen, die Sie mir schreiben können und die in eine neue Auflage oder die dazu passende Internetseite einfließen können.

Teilweise werden Sie überraschende Erkenntnisse finden. Ich selbst habe mich bei den Recherchen gewundert, dass nicht alles Gold ist, was glänzt. Es ist jedoch ein guter Schritt, sich bewusst zu werden, was man isst und was nicht. Ich kann leider niemandem die Entscheidung abnehmen, was für ihn gut und gesund ist. Auch wenn ich gerade in der Ausbildung zum Heilpraktiker bin und eine Ernährungsberater-Ausbildung besitze, kann und will ich nicht für Sie entscheiden. Treffen Sie eigene Entscheidungen und steigen Sie so vielleicht Schritt für Schritt aus den Teilen unseres Ernährungswahnsinns aus, die Sie nicht mehr mit tragen wollen.

Bitte gehen Sie zum Arzt und/oder Heilpraktiker und achten Sie auf Ihre Gesundheit. Ich habe hier nach bestem Wissen und Gewissen für mich sinnvoll erscheinende Aussagen getroffen, die aber keinen Anspruch auf Vollständigkeit haben oder gar eine einzig sinnvolle Wahrheit darstellen können. Ich möchte Sie aufmerksam machen und sensibilisieren. Bitte sorgen Sie gut für sich und lassen Sie sich individuell beraten und begleiten, gerade wenn Sie vegan werden wollen, damit Sie gut und gesund leben und - falls gewünscht - auch abnehmen.

Ich werde hier gerne Empfehlungen aussprechen, die nicht bezahlt sind. Die Produkte, die ich empfehle, entsprechen meinem Geschmack und dem aktuellen Stand und keinen anderen Vorgaben. Fühlen Sie sich frei, eigene Erfahrungen zu machen und nach Ihrem Geschmack gesund und lecker zu leben und so oft und soweit vegan zu sein, wie Sie es wünschen. Wenn Sie durch die Rezepte, die sie hier und an anderen Stellen finden, nach und nach Freude am Ausprobieren bekommen, kann ein neues Leben voller Gesundheit mit Suchtfaktor entstehen, dass Freude macht und bei dem Sie sich sehr gut fühlen.

Ihr Arno Ostländer, Aachen im März 2014

99 Basics und Begriffe von A wie „Abnehmen" bis Z wie „Zucker"

1 Abnehmen/Diät

Was für Alicia Silverstone, Natalie Portman, Bill Clinton und Alanis Morissette gilt (bzw.laut Presse gelten soll), das können wir genauso gut, Sie und ich. Sie können mit veganer Ernährung auch sehr gut abnehmen. Ich habe nachdem ich mein Leben genau auf meine Bedürfnisse angepasst habe, wirklich in den ersten vier Monaten mehr als 15 kg verloren, was weiter anhält. Gerne bringe ich zu meinen Kursen ein Teil von früher mit, das ich den Teilnehmern zeige. Der Verzicht auf schlechte tierische Fette und Fast Food macht zumeist keine weiteren Einschränkungen mehr nötig. Somit kann jeder Mensch sich ganz leicht vegan ernähren, ohne sich einzuschränken. Sie entscheiden sich als Veganer dafür, vegan zu leben, aber nicht auf Alles zu verzichten. Wenn Sie Schokolade und viele andere Dinge essen wollen, dann essen Sie diese Dinge vielleicht auf vegane Art und Weise.

Das Angebot wird breiter und reichhaltiger, aber deswegen können Sie dennoch kein Süßigkeiten-Junkie werden, denn Sie bekommen nicht an jeder Tankstelle alles, was Sie dick macht. Wenn Sie nach und nach Wert darauf legen, wie gut es ist, sich selbst zu versorgen, dann werden Sie ohnehin auch den Reiz gegenüber so etwas wie Chips nicht mehr erkennen können. Sie fühlen sich viel zu gut, um so etwas noch essen zu wollen. Fangen Sie jedoch ohne Zwang an und machen Sie auch so weiter. Fragen Sie sich bestenfalls, ob das, was Sie da essen, gerade gut für Sie ist. Sie werden nach und nach von alleine mit vielen Dingen aufhören, weil sich das ganze Leben wandelt. Eine immer umfangreichere Lebensstiländerung ist bei vielen Menschen so nach und nach eine logische Folge, ohne es beabsichtigt zu haben. Der Verzicht auf weißen Zucker und nach und nach auf immer mehr andere ungesunde Dinge kommt noch hinzu. So leben Sie wirklich gesund und es ist dennoch wirklich lecker. Sie können es ausprobieren und nach und nach umsteigen. Sie haben wirklich als Veganer einen wunderbaren

Diätplan. Achten Sie darauf, sich pflanzlich zu ernähren und Zucker weitgehend wegzulassen und Sie müssen nicht weiter 1000 Dinge beachten. Klingt anstrengend und mag es anfangs auch sein, aber es macht das Leben auf Dauer einfacher, als Kalorien, Punkte und viele andere Dinge auszuwerten. Sie werden Sie vor allem auf Dauer eine gute Verbindung zu sich, Ihrem Körper und Ihrer Ernährung aufbauen, die Sie locker beibehalten können.

Die Menschen, die es mit Punkte-Plänen versucht haben abzunehmen, sagen oftmals, dass sie es schon mehrere Male geschafft haben. Meines Erachtens schaffen Sie es eher nie, weil sie ihr Leben nicht wirklich umstellen möchten, sondern eine Zeit lang einen strengen Plan einhalten und dann Heißhunger Attacken erleben und Mangelempfindungen ausgleichen wollen. Es geht um eine Lebensstiländerung, die langfristig erfolgreich ist und einen Genuss beinhaltet. Andere Menschen vertrauen auf den Gedanken, auf Kohlehydrate zu verzichten. Der Erfinder dieser Diät Idee sicher Umdenken statt Quälen eine bessere

Alternative, die in ein neues Leben führen kann, in dem Sie bewusste Einschränkungen vornehmen und diese auch so umsetzen. Das wird leichter sein, als Sie derzeit glauben mögen. Es kommt auf den Versuch an. Achtsames Essen mit Genuss macht mir Freude und auch Ihnen kann es Freude machen, wenn Sie es locker kennenlernen.

2 Adipositas

Der Fleischkonsum ist nachweislich für Übergewicht mitverantwortlich, das haben viele Studien klar belegt und es ist nicht weg zu diskutieren. Zudem wurde umgekehrt nachgewiesen, dass eine vorwiegend oder ausschließlich pflanzliche Ernährung das Risiko für Adipositas (krankhafte Fettsucht) stark vermindert (z.B. Alewaeters et al. 2005; Bar-nard et al. 2005; Newby et al. 2005; Newby 2009). Die Erklärung ist hierfür recht simpel. Die pflanzliche Ernährung enthält meist weniger Gesamtfett, ist dazu noch reich an „guten Fetten" und hat einen hohen Anteil an komplexen Kohlenhydraten (z.B. Vollkornprodukte statt Weißmehlprodukte) sowie Ballaststoffen.

Darüber hinaus haben Menschen, die sich bewusst ernähren, eine grundsätzlich bessere Einstellung zu sich, ihrem Körper und ihrer Ernährung. Der somit gesündere Lebenswandel und die bessere Einstellung schlagen sich in der Gesundheit und Lebenserwartung nach unserer heutigen Erkenntnis sehr deutlich nieder. Es gibt Studien, die belegen, dass Menschen, die sich zu sehr quälen und sich zu streng an Regularien halten, auch nicht besser leben. Daher wieder einmal die Einladung, den eigenen Weg zu versuchen.

3 Agar Agar

Gelatine ist nicht nötig, denn es gibt eine nicht tierische Alternative. Diese heißt Agar-Agar. Agar, auch Agar-Agar, ist ein Galaktose-Polymer (ein Polysaccharid), das Gallerte bilden kann. Es wird aus den Zellwänden einiger Algenarten hergestellt, ist geschmacksneutral und unverdaulich. Es ist ein sehr gutes Geliermittel. In der Lebensmitteltechnik wird es (in der EU als Lebensmittelzusatzstoff der Nummer E 406) als Verdickungsmittel, z. B. in Suppen, für

Süßwaren und Eiscreme eingesetzt, aufgrund des Preises, der relativ hoch ist, jedoch recht selten. Meine Gespräche, beispielsweise mit der Konditoren-Innung Berlin, ergaben für mich klare und erschreckende Äußerungen. Agar-Agar ist nicht so einfach zu verarbeiten wie Gelatine und es ist teurer. So sind wir Menschen wohl: Was wir kennen und was billiger zu bekommen ist, das nehmen wir, egal was es ist. So arbeitet natürlich vor allem die Lebensmittelindustrie. Auch die Produkte, die aussehen, als wären sie traditionell von Hand gemacht, kommen aus Fabriken und werden industriell gefertigt. Das finde ich sehr schade. Erst durch den veganen Trend ändern sich diese Dinge in der letzten Zeit und man legt mehr Wert auf Bio und Regional. Im Haushalt kann man es als wunderbar als veganen Ersatz für Gelatine verwenden. In Asien wird Agar seit dem 17. Jahrhundert für die Zubereitung von Speisen eingesetzt. Gelatine ist dort nahezu unbekannt. Agar-Agar ist in (großen) Supermärkten, Reformhäusern, Bioläden und Asia-Lebensmittelgeschäften erhältlich, in reiner Form kann Agar in Apotheken und im Internet erworben werden.

4 Agavendicksaft

Der Agavendicksaft wird oftmals hoch gelobt und geschätzt, da er eine weniger dickflüssige und vegane Alternative zu Honig ist. Dabei hat der Agavensirup bzw. Agavendicksaft jedoch nicht nur positives Feedback der Ernährungswissenschaft. Ich selber tendiere daher zumeist zu Ahornsirup oder nehme Honig, auch wenn er nicht vegan ist.

Agavensirup besteht nämlich hauptsächlich aus Fructose (Fruchtzucker) und Glucose (Traubenzucker), wobei der Fructose-Anteil deutlich überwiegt. Die Fruktose kann gegebenenfalls eine Fructosemalabsorption auslösen und zum Metabolischen Syndrom beitragen, sowie zu Hypertriglyceridämie, zu verringerter Glucose-Verträglichkeit und zu verstärkter Harnsäure-Bildung und Gicht führen. Fruchtzucker kann somit zu den gleichen Problemen führen wie Alkoholismus.

Das Metabolische Syndrom - kurz erklärt: Gemäß zahlreicher wissenschaftlicher Studien ist das sogenannte Metabolische Syndrom der entscheidende Faktor für koronare Herzkrankheiten. Es ist eine auf den ungesunden Lebensstil zurück zu führende Erkrankung und wird charakterisiert durch Fettleibigkeit, Hypertonie (Bluthochdruck), schlechte Blutfettwerte und Insulinresistenz.

Es hilft daher wirklich, den Zuckergehalt der Ernährung herunter zu fahren. Je weniger ich an Süße zugebe, umso offener werden meine Geschmacksknospen für das Süße im Leben. Sie sind oftmals übermäßig schlecht trainiert und brauchen mehr Reiz, um aktiv zu werden. Das kann man ändern, wenn man weniger süß ist.

Es gibt darüber hinaus noch weitere Alternativen für Diabetiker oder Menschen mit einer Fructose-Unverträglichkeit. Hier sind immer wieder neue und interessante Produkte im Bioladen bzw. Reformhaus zu finden, die ausprobiert werden können.

5 Aioli

Die leckere Knoblauchmajonnaise kann man ganz einfach vegan selbst machen. In 5 Minuten fertig ist es mein Lieblingsrezept. Es geht ganz leicht und schnell im Elektromixer.

Zutaten:

- 250 ml Sojamilch
- 200 ml Öl, z.B. Sonnenblumenöl
- 2 kleine, gekochte Kartoffeln (Alt.: Guakernmehl)
- 1 EL Essig oder Zitronensaft (bzw. 50/50)
- 1 TL Salz
- 1/2 TL hellen Sirup
- 3 Knoblauchzehen

Zubereitung:

Die Sojamilch mit 100 ml Öl ca. 1 Minute bei höchster Stufe in den Mixer. Das Öl nach und nach hinzu geben und danach die anderen Zutaten einrühren und nochmals kräftig mixen.

Einfach noch 2 Stunden kühlen nach der Zubereitung, wenn es möglich ist.

6 Alsan/Butter/Margarine

Alsan ist ein Markenname einer veganen Butter. Da Butter ein tierisches Produkt ist, verzichten wir in der Regel darauf. Die vegane Butter lässt sich ebenso gut verarbeiten, wie normale Butter. Tierische Fette und Cholesterin sind dabei natürlich nicht enthalten.

Es gibt Untersuchungen von 2008, die einen hohen Keimanteil belegen, scheinbar aber keine aktuellen Studien mehr. Test.de schreibt 2008 „Auch mit den drei Bio-Margarinen ist man ernährungsphysiologisch nicht gut beraten: Ihre Gehalte an den mehrfach ungesättigten Omega-3– und Omega-6-Fettsäuren werden mit „mangelhaft" bewertet. Die Alsan Bio-Margarine fällt zudem als einzige im Keimgehalt auf." Ökotest bewertet 2010 mit „befriedigend". Zitat: „Denn wir kritisieren weiterhin einen leicht erhöhten Gehalt des Fettschadstoffs Glycidylester sowie ungünstige bzw. schlechte Fettsäurenverhältnisse." Alsan wird jedoch sehr oft und gerne verwendet, auch von mir persönlich. Daneben sind üblich „Deli Reform" und „Sojola" sowie andere Marken. Oftmals basieren diese Alternativen auf Kokosfett und Zitronenöl.

7 Antioxidantien

Freie Radikale sind Ursache und Beginn vieler gesundheitlicher Beschwerden. Sie entstehen unter anderem durch Chemikalien, Luftverschmutzung, Rauchen, übertriebene Sonnenbäder, Drogen, Lebensmittelzusatzstoffe radioaktive Strahlung und durch Elektrosmog. Alles Dinge denen wir teilweise sogar unfreiwillig ausgesetzt sind. Durch sie kann es unter anderem zu Entartungen der Zellen kommen, was Krebs auslöst. Antioxidantien können die Zellen vor freien Radikalen schützen. Mit welchen Antioxidantien wir uns besonders zuverlässig schützen können und in welchen Lebensmitteln diese enthalten sind, soll im Folgenden etwas ausführlicher erläutert werden. Es geht ja uns nicht „nur" darum, vegan sondern auch gesund und bewusst zu leben.

Je nach Wirkungsmechanismus wird bei den Antioxidantien zwischen Radikalfängern und Reduktionsmittel unterschieden. Schauen wir uns die Radikalfänger, die ja oben schon erwähnt wurden etwas genauer an. Bevor die freien Radikale ein Elektron aus einer Zellmembran oder von einem wichtigen Körperprotein an sich reißen, „springen die Antioxidantien ein" und geben dem freien Radikal eines ihrer Elektronen ab. Antioxidantien geben ihre Elektronen also sehr viel leichter ab, als das eine Zellmembran oder eine DNA tut. Auf diese Weise bleiben die Körperzellen geschützt, wenn ausreichend Antioxidantien vorhanden sind. Die Zellen entarten nicht und wir können so der Entstehung von Krebs und anderen Krankheiten vorbeugen. Auch wenn es jetzt ein wenig chemisch wird sollten sie die Wirkung von Vitamin E und Vitamin C kennen lernen. Wenn beispielsweise das Antioxidans Vitamin E ein Radikal inaktiviert hat, wird er kurzfristig selbst zum freien Radikal, dem sog. Vitamin-

E-Radikal. Dieses aber kann niemals negative Auswirkungen haben, da es sofort wieder von Vitamin C in seine ursprüngliche Form gebracht wird, damit es erneut als Antioxidans fungieren kann. Diese Regeneration des Vitamin-E-Radikals ist neben seiner Aufgabe als Erkältungshemmer eine der wichtigsten Aufgaben des Vitamin C.

Während die moderne Ernährung auf der Basis von Getreide, Milch und Fleisch die Nährstoffe, Proteine, Kohlenhydrate und Fette in Hülle und Fülle liefert, sind Antioxidantien dort nur in geringem Maße zu finden. Eine gesunde und reichhaltige Auswahl an vielen verschiedenen Gemüse- und Keimlingen, Früchten und an Wildpflanzen, an naturbelassenen Ölen und Fetten sowie an Ölsaaten und Nüssen ist sehr sinnvoll. Alle diese Lebensmittel sind optimale und reichhaltige Quellen wertvoller Antioxidantien. Eine Ernährung auf Grundlage dieser Lebensmittel schützt daher vor Krankheit und vorzeitiger Alterung.

Antioxidantienreiche Lebensmittelgruppen sind Gemüse, Salate, Kräuter, Früchte, Sprossen, z. B. Linsensprossen, Sonnenblumenkernsprossen, Brokkolisprossen, Gerstenprossen, Weizensprossen etc., Wildpflanzen, z. B. Löwenzahn, Vogelmiere, Melde, Giersch etc.. Ölsaaten und Nüsse, naturbelassene Öle und Fette

Die fünf großen Gruppen der wirksamsten Antioxidantien sind

- Vitamine, wie z. B. Vitamin E oder Vitamin C
- Mineralien, wie z.B. Zink
- Spurenelemente, wie z.B. Eisen und Selen
- Sekundäre Pflanzenstoffe, wie z. B. Carotinoide, Flavonoide, Sulvide etc.
- Enzyme

Besonders antioxidantienreiche Lebensmittel (um zurück zur Praxis zu kommen!)sind:

- Beeren, z. B. Blaubeeren, schwarze Johannisbeeren, Sanddorn, Goji-

Beeren, Cranberries (besser gefroren oder getrocknet als in gekauften Säften)

- Kernhaltige Trauben
- Zitrusfrüchte, insbesondere Grapefruits und Zitronen
- Granatäpfel
- Acerolakirsche
- Tropenfrüchte
- Gerstengras oder andere Gräser wie z. B. Dinkelgras, Weizengras, Kamutgras etc
- Alle Kohlarten, wie z. B. Brokkoli, Grünkohl, Wirsing, Rosenkohl, Weißkohl, Rotkohl etc.
- Sprossen, wie z. B. Brokkolisprossen, Linsensprossen, Alfalfasprossen etc.
- Grüne Blattgemüse, wie z. B. Spinat, Blattsalate, Feldsalat sowie sämtliche Blätter vieler Gemüse wie z. B. Radieschenblätter, Kohlrabiblätter, Brokkoliblätter etc.
- Kräuter, wie z. B. Kerbel, Petersilie, Rosmarin, Minze und Basilikum
- Süßholz
- Ingwer

- Kurkuma (am besten gemischt mit Pfeffer, da dieser die Bioverfügbarkeit der antioxidativ wirksamen Substanz (Curcumin) im Kurkuma um mehr als das Tausendfache erhöht!
- Lein- und Hanfsaat
- Sonnenblumenkerne
- Mandeln und Nüsse, wie z. B. Haselnüsse, Pekannüsse, Paranüsse, Walnüsse etc.
- Knoblauch und Zwiebeln
- Gurken, Paprika und Tomaten
- Alle essbaren Wildpflanzen und Wildblüten, wie z. B. Löwenzahn, Giersch, Malvenblüten, Brennnessel (auch Brennnesselsamen) etc.
- Spirulina-, Chlorella- und AFA-Algen
- Maca (südamerikanisches Wurzelgemüse)

Bitte bedenken sie an dieser Stelle, dass natürlich vorkommende Antioxidatien in unseren Lebensmitteln erheblich besser von unserem Körper resorbiert werden und somit wirksamer sind als Antioxidantien in Nahrungsergänzungsmitteln.

Und zum Erhalt der Vitamine und Sekundären Pflanzenstoffe also den wichtigsten Vertretern der Radikalfänger sollten sie folgende Tipps in jedem Fall beachten:

- Lebensmittel möglichst frisch vom Erzeuger besorgen und frisch zubereiten, gerne biologisch erzeugt;
- Lebensmittel nur kurz lagern;
- Lebensmittel so wenig wie möglich verarbeiten und nur schonend erhitzen;
- Lebensmittel nicht angeschnitten oder zerkleinert stehen lassen;
- Bio Früchte und Gemüse möglichst mit der Schale essen.

Ideen für die Praxis sind beispielsweise alte Apfelsorten (Goldparmäne, Brettacher, Alkmene, Renette, etc.), Grapefruits statt Orangen, Johannisbeeren statt Erdbeeren, Gojibeeren statt Sultaninen..., schonend zubereitetes Gemüse, Nüsse,

Sonnenblumenkerne, grüne Smoothies,
Zistrosen Tee, Kurkumatee, Süßholztee,
Ingwertee …

8 Arteriosklerose und Thrombose

Der chinesische Ernährungswissenschaftler
Duo Li ist überzeugt, dass Veganer durch
eine vermehrte und bewusste Aufnahme
von Vitamin B12 sowie n-3 Fettsäuren ihr im
Verhältnis zur fleischhaltigen Ernährung
bereits generell niedrigeres Risiko für
Thrombose und Arteriosklerose noch weiter
reduzieren könnten. Da diese Empfehlung
allgemein ausgesprochen wird, sehe ich für
mich persönlich hier eine Bestärkung.

9 Aufschnitt / Wurst

Es gibt viel veganen Aufschnitt, einige
Sorten enthalten auch geringe Spuren von Ei
Eiweiß oder sind aus anderen Gründen nicht
vegan, sondern vegetarisch. Hier ist die
Auswahl nicht so, dass ich besonders
widerliche Varianten gefunden habe,
sondern man viele Dinge ausprobieren kann.
Gerade den Menschen, denen die
bisherigen Lebensgewohnheiten wichtig

sind, wird hiermit geholfen. Man muss nicht oder nicht sofort mit allen Gewohnheiten brechen, sondern darf sich den Umstieg leicht machen. Hierbei wird ein Aufschnitt helfen können, der vegetarisch oder vegan ist. Und vegetarisch ist sicherlich sinnvoller als aus Fleisch, wenn wir unsere Ernährung umstellen. Gerade am Anfang ist es wichtig, schonend mit sich umzugehen und es sich gut anfühlt, umzusteigen.

10 Austernpilze

Austernpilze sind sehr kalorienarm und fast fettfrei. Daher sind sie ein sehr guter Fleischersatz bzw. eine Basis hierfür. B-Vitamine und Vitamin D sowie reichlich Proteine runden die Angebotspalette ab, zudem enthalten Austernpilze keine Kohlenhydrate. Studien zeigen, dass ein in Austernpilz enthaltenes Enzym dabei hilft, den Cholesterinspiegel zu regulieren. Außerdem meinen Experten, dass bestimmte Inhaltsstoffe von Austernpilzen das Immunsystem stärken können. Sie nutzen dem daneben noch dem Nervensystem und den Knochen. Daher sind sie in einer gesunden Ernährung nach vielfältigen Meinungen und aufgrund diverser Forschungsergebnisse so eine Art Super-Food.

11 Backen

Veganes backen ist vollkommen unproblematisch. Es gibt nicht nur verschiedenste Möglichkeiten, Ei zu ersetzen. Man kann Milch wunderbar durch Reismilch ersetzen. Agar Agar ist als Geliermittel wunderbar zu verwenden und die vegane Alternative zu Gelatine. Sahne ist auch kein Problem mehr. Das Backen ist daher überhaupt nicht so erwähnenswert, wie man vielleicht meinen sollte. In einigen Punkten werden wir uns mit Zutaten und Besonderheiten befassen, aber nicht sehr ausführlich, denn es gibt hier nicht so viel zu beachten, wie bei der veganen Küche. Basis-Rezepte für wichtige Zutaten wie Ei-Ersatz Möglichkeiten sind an anderer Stelle noch ausführlich beschrieben und wirklich kinderleicht.

12 Ballaststoffe

Die Ballaststoffzufuhr ist bei Menschen mit veganer Ernährung mehr als ausreichend. Sie wird oftmals ohnehin überbewertet, da unser Darm die zumeist vorgeschlagenen Mengen nicht wirklich verwenden könnte. Im Gegensatz zur Durchschnittsbevölkerung braucht sich kein Veganer überhaupt Sorgen um einen Mangel an Ballaststoffen machen, wenn wir den derzeitigen Studien glauben.

13 Basis Zutaten der veganen (und gesunden) Küche

Nachfolgend einige wichtige Zutaten der veganen Küche mit einer ggfs. kurzen Erklärung und Bezugsquelle(n). Wenn hier Supermarkt angegeben ist, so bekommen Sie diese Dinge meist auch im Reformhaus oder Bioladen und natürlich auch im Internet. Steht hier jedoch Reformhaus, Bioladen oder Internet, so ist es in den meisten Supermärkten eher nicht anzutreffen. Regionale Unterschiede gibt es hierbei, es wird jedoch allgemein immer besser. Gegebenenfalls schreibe ich meine

Alternativen oder andere Ausweichmöglichkeiten hin. Bitte entscheiden Sie für sich, was in Ihrer Küche zu finden ist.

Nachfragen hilft übrigens sehr gut weiter. Machen Sie es wie Max Grundig, der selbst in Fachgeschäften nach dem neuen Grundig Weltempfänger fragte und nachher Leute mit Auftragsblöcken dorthin geschickt haben soll. So schafft man Nachfrage aus eigenem Interesse. Je mehr Sie nachfragen und andere Leute motivieren, das auch zu tun, desto größer wird das Angebot. Wir bestimmen, was Industrie und Handel für uns herstellen bzw. bereithalten.

- Agar-Agar (Geliermittel, Supermarkt oder Apotheke)
- Agavendicksaft (Honig-Ersatz, Supermarkt),Alt.: Ahornsirup oder Honig.
- Alsan bzw. vegane Margarine diverser Hersteller (Supermarkt)
- Brühe (Klare Suppe) (Supermarkt)
- Fleischersatz und Fischersatz wie Lupine, Quorn, Seitan,

Tofu/Seidentofu und Tempeh
(Supermarkt, Reformhaus, Bioladen
und Internet)
- Glycerin zum backen (Apotheke)
- Kokosmilch (Supermarkt)
- Kuzu (Reformhaus, Internet)
- Mandeln (Supermarkt)
- Öle nach Geschmack (Supermarkt)
- Puderzucker zum backen
  (Supermarkt)
- Reismilch (Supermarkt)
- Sahne Ersatz (Supermarkt,
  Reformhaus)
- Sonnenblumenkerne (Supermarkt)
- Traganth zum backen (Apotheke)

14 Bindemittel

An anderer Stelle gehen wir bereits auf drei
wichtige Bindemittel ein. Das sind die
verschiedenen Möglichkeiten für Ei-Ersatz,
Agar-Agar und Johannisbrotkernmehl. Hinzu
kommt als vierte interessante Möglichkeit
Kuzu. Kuzu ist ideal zum Binden von Suppen,
Soßen und Nachspeisen und kann (wie in
Japan) für seinen Knuspereffekt genutzt
werden. Einfach Gemüse oder Tofu vor dem

Einschieben in den Ofen damit bestreuen, und schon bekommen Sie eine schöne goldbraune und knusprige Schicht.

15 Bio

Wenn es nur mit Atemschutz geht, Lebensmittel vor Ungeziefer zu schützen und man diese Spritzmittel nicht einatmen darf, warum sollte man diese Produkte dann essen können?

Ich bin ein Freund von Bio-Kennzeichnungen und freue mich über die Zunahme in diesem Bereich. Auch hier gibt es immer wieder Skandale, wie überall in der Ernährung. Es stellt sich die Frage, ob auch Bio drin ist, wo Bio draufsteht und was genau das bedeutet. Es ist so, dass es bessere Kontrollen gibt, als im nicht biologischen Anbau. Daher bin ich dafür, sich zumindest tendenziell eher für Bio Produkte zu entscheiden. Sollten diese allerdings - wie oft bei Gemüse - in Plastik mit gesundheitsschädigenden Weichmachern eingepackt sein, so verzichte ich gerne darauf. Diesen Unsinn argumentieren die Supermärkte damit, dass man Bio von den „gewöhnlichen" Produkten unterscheidbar halten muss. Diese werden häufiger verkauft. Somit ist das Abpacken der Bio Produkte günstiger. Im Bereich Bio ist sicher noch viel Handlungsbedarf, solche Bemühungen zu unterstützen in jedem Fall lohnenswert. Das neue Bio Siegel, welches am 01.07.2010 in der Europäischen Union eingeführt wurde, ist ein sehr guter Schritt in diese Richtung. Selbst Länder außerhalb Europas bemühen sich darum, diese Richtlinien einzuhalten, auch wenn sie einigen Menschen nicht weit genug gehen.

16 Blüten Paste

Wenn Sie eine schöne Torte backen und diese mit Blüten und Blättern verzieren wollen, dann kann ich Ihnen das Rezept für Blüten-Paste von Kim Veganwonderland empfehlen.

Sie brauchen dazu:

230g   Puderzucker
2 EL   Ei Ersatz (Siehe passender Abschnitt im Buch)
3 TL   Traganth

Eine Hälfte des Puderzuckers mit dem Ei Ersatz im Mixer auf höchster Stufe aufschlagen. Nach etwa zwei Minuten entstehen weiche Spitzen. Dann nach und nach Traganth zugeben. Die Masse wird immer zäher. Nun die Arbeitsfläche mit Puderzucker bestäuben und die Hände einfetten (z.B. mit Kokosfett). Jetzt den Rest des Puderzuckers einkneten, so entsteht nach und nach eine feine Masse. Diese nun 24 Stunden in den Kühlschrank.

Die fertigen Dekorationen nach der Verarbeitung müssen ebenso mindestens einen Tag trocknen.

Es braucht viel Übung, damit die Kunstwerke hieraus immer besser gelingen, aber es kann sehr viel Freude machen.

17 Blutdruck/Bluthochdruck

Hypertonie (Bluthochdruck) ist eine der häufigsten Erkrankungen in Industrieländern und ein wesentlicher Risikofaktor für Krankheiten des Herz-Kreislauf-Systems und der Niere. Herz-Kreislauf-Erkrankungen sind die häufigste Todesursache in den westlichen Industrienationen, in Deutschland führt man jeden vierten Todesfall darauf zurück. Ein dauerhaft erhöhter Blutdruck besteht bei Blutdruckwerten über 140/90 mmHg, also mehr als 140 mmHg systolischem und 90 mmHg diastolischem Blutdruck. Mehr als 50% der erwachsenen Bevölkerung in Deutschland sind davon betroffen, dabei mehr Männer als Frauen.

Zur Prävention und Therapie von Bluthochdruck wird empfohlen, das Übergewicht zu vermeiden und Körpergewicht zu reduzieren, körperlich aktiv zu sein, sich gesund zu ernähren (viel Obst und Gemüse, wenig Gesamtfett und gesättigten Fettsäuren, weniger Kochsalz und Alkohol).

Vegetarisch lebende Menschen sind deutlich seltener von Hypertonie betroffen als Menschen, die sich mit Mischkost ernähren. Veganer sind noch weniger betroffen als Vegetarier. Hierbei sieht man als Ursache das geringere Körpergewicht und die grundsätzlich gesündere Lebensweise und größere Bewusstheit. Vegetarische und vegane Ernährung eignet sich für die Prävention und die Therapie von Bluthochdruck.

18 Brot

Die Aminosäure Beispiel L-Cystein kommt oft bei industriell arbeitenden Großbäckereien zum Einsatz, damit der Teig nicht so leicht verklebt. Diese wird aus Schweineborsten oder Federn hergestellt. Das verdirbt nicht nur dem Vegetarier oder Veganer den Appetit und lässt die Forderungen nach Kennzeichnungspflichten laut werden. Bio Bäcker sind meist sehr offen mit ihren Angaben. Fragen Sie doch bei Ihrem Bäcker einmal, was diese verwenden, um Brot herzustellen, denn gerade bei einem frisch hergestellten Produkt wie Brot gibt es keine Zutatenliste, die dem Kauf beiliegen würde. Es könnte also Alles im Brot sein. Die einfache Frage an die Dame hinter dem Verkaufstresen, ob ein Brot vegan ist und welche Getreidesorten enthalten sind, verwirrt die Verkäuferin so sehr, dass ich nach Aminosäuren fragend keine Antworten erwarte, die mit der Realität zu tun haben. Testen Sie es und Sie werden sehen, ob Sie Ihrem Bäcker vertrauen können.

19 Brotaufstriche

Die Auswahl an pflanzlichen Brotaufstrichen ist immer reichhaltiger. Dabei kann ich sagen, dass eine Empfehlung schwer auszusprechen ist, was den Geschmack angeht. Es gibt gelegentlich von einigen Herstellen Probiergrößen, was das Testen leichter macht. Viele dieser Aufstriche erinnern an Leberwurst, Schmalz oder ähnliche Dinge und sollen uns den Umstieg erleichtern. Viele Vegetarier und Veganer reduzieren diese Produkte nach und nach. Probieren Sie gerne aus, was Ihnen gefällt und was nicht und machen Sie Ihre Erfahrungen. Die Discounter haben sogar eine immer größere Auswahl, so dass man nicht auf Bioladen bzw. Reformhaus angewiesen ist.

20 Brühe

Gemüsebrühe ist leider nicht nur aus Gemüse, sondern ganz oft voll mit tierischen Bestandteilen. Mein persönlicher Favorit ist Seitenbacher Klare Suppe (für köstliche Suppen und zum Würzen). Diese wird ohne Fett und ohne tierische Bestandteile hergestellt. Diese gibt es in vielen Supermärkten, leider in immer anderen Ecken.

21 Calcium

Der wichtigste Knochenbaustein ist Calcium. Durch tierische Lebensmittel (Fleisch, Eier, Fisch, Milchprodukte) bildet der Körper u.a. einen teilweise erheblichen Säureüberschuss. Um diesen auszugleichen, wird das Calcium aus den Knochen freigesetzt und schließlich ungenutzt mit dem Urin wieder ausgeschieden. Auch bei Mangelerscheinungen des Blutes wird das im Knochen deponierte Calcium freigesetzt und die Knochen werden im Laufe der Zeit brüchiger. Osteoporose (besser bekannt als Knochenschwund) gehört laut der

Weltgesundheitsorganisation zu den häufigsten Volkskrankheiten überhaupt. In Deutschland ist jeder zehnte Mensch davon betroffen, wobei es vier Mal mehr Frauen als Männer trifft.

Fälschlicherweise werden immer noch Kuhmilchprodukte als Calciumlieferanten von zentraler Bedeutung genannt. Milch ist sehr reich an Eiweiß, was die Calciumausscheidung verstärkt, also genau das Gegenteil bewirkt. In asiatischen Ländern war Knochenschwund bis zu dem Zeitpunkt, als man der westlichen Welt folgte und Kuhmilchprodukte einführte, praktisch unbekannt. Vegane Calciumquellen sind optimale Lieferanten für gesunde Knochen, wie beispielsweise grüne Blattgemüse, Tofu, Sesam, Petersilie, Nüsse, Kürbiskerne, Sonnenblumenkerne, Broccoli, Grünkohl, Wirsingkohl, Bohnen, Linsen, Lauch, frischer Möhrensaft und Trockenfrüchte.

Zuviel Koffein fördert den Calciumverlust und steigert die Calciumausscheidung über die Nieren. 2 bis 4 Tassen Kaffee pro Tag werden meist als unproblematisch angesehen und mehr jedoch als ungesund. Also weniger Koffein und dafür Calcium, Vitamin D, Vitamin K und Magnesium, das ist ein gutes Team für gute Knochen.

22 Chicken Nuggets / Formfleisch

Formfleisch, wie beispielsweise Chicken Nuggets oder Pattys, wird aus Resten und Abfällen hergestellt. Wenn Sie sehen möchten, was Sie da essen, dann suchen Sie doch einmal mit der Google Bildsuche nach „Chicken Nuggets Rohmasse". Sie sehen eine pinke Wurst, die an Teig für Kindergeburtstage erinnert. Bedauerlicherweise stimmt es auch, wenn Kinder dieses „Hühnchen" in Nuggetform dann wirklich essen.

Das (teilweise tote) Huhn wird durch den Fleischwolf gedreht und dann mit allen Inhaltsstoffen (also auch Augen, Knochen, Darm, Kot ...) durch ein Sieb gepresst. Aufgrund von möglichen Bakterien und Krankheitserregern wird dieser Brei dann in Ammoniak getaucht und danach wieder mit künstlichem Hühnchengeschmack (Aromen) versehen. Die Farbe, die durch das Ammoniak rosa geworden ist, wird mit Farbstoffen zurück geändert. Durch Panade wird dann die Struktur des Fleisches wieder nachgeahmt. Viel Pressfleisch legt einen solchen oder einen ähnlich geschmacklosen Weg zurück, hier sollten wir uns nicht nur den Chicken Nuggets widmen.

23 Cholesterin

Der Körper bildet Cholesterin in ausreichender Menge selbst und ist somit nicht auf die Zufuhr von außen angewiesen. Durch tierische Nahrung nehmen wir es dennoch auf und dann kommt es zu massiven gesundheitlichen Problemen. Die ursprüngliche Annahme, dass ein erhöhter Cholesterinspiegel verantwortlich für die koronare Herzerkrankung sei, wird mittlerweile differenzierter gesehen. Unterschieden wird nun zwischen HDL- und LDL-Cholesterin, wobei ein hoher HDL-Cholesterinspiegel als günstig, ein hoher LDL-Spiegel dagegen als sehr gefährlich im Hinblick, besonders im Hinblick auf das metabolische Syndrom angesehen wird. Somit wird HDL als „gutes" Cholesterin bezeichnet, LDL als „schlechtes" oder „böses" Cholesterin.

24 Cola

Saft und Limonade können Fischgelatine enthalten und das ist derzeit immer noch nicht Deklarationspflichtig. Bei Fritz Kola ist laut Hersteller jede Kola und Limo vegan, wenn nicht auch gleich komplett Fair Trade. Verbraucherinformation bedeutet auch Schwächen aufzeigen und Ehrlichkeit.

25 Desserts

Vegane Desserts sind fast alle komplett einfach herzustellen. Es braucht Stoffe für Milch, Eier, Sahne und Gelatine. Hier hilft das Experiment. Reismilch und der an anderer Stelle erwähnte Ei Ersatz sowie Agar Agar sind hier die Tipps. Bananen oder Nüsse (teilweise als Mus) können auch wunderbar helfen. Sahne gibt es in allen Variationen überall zu kaufen. Und vegan ist immer laktosefrei, was es etlichen Bekannten einfacher machen wird, Ihre

Süßspeisen zu essen. Dann noch Rohrohrzucker und weitere natürliche Zutaten und das Gewissen wird viel weniger schlecht und der Genuss nimmt zu.

Pudding ist empfehlenswert von „Alpro Soya" oder „Provamel Soya". Selbst gemacht ist er mit Sojadrink oder Reisdrink auch schnell. Grießbrei kann man ebenso ganz einfach selbst herstellen.

26 Diabetes

In einer 5-monatigen randomisierten klinischen Studie (von Barnard et al. aus August 2006) führte eine fettarme und vegane Ernährung bei über 40 (43) Prozent der Personen mit Diabetes Typ 2 Erkrankung zu einer Reduktion der Diabetes Medikation. Die Resultate übertrafen hierbei die Kontrollgruppe, welche sich nach dem Idealplan der Amerikanischen Diabetes Vereinigung ernährte. Es ist somit davon auszugehen, dass ein veganes Leben auch hier als gesund anzusehen ist.

27 Ei Ersatz

Es gibt immer mehr Ei-Ersatz-Produkte. Zudem gibt es nun auch ein Produkt, das als pflanzliches Ei bezeichnet wird und scheinbar die gleichen Eigenschaften besitzen soll. Hierzu sind die Meinungen natürlich sehr kontrovers. Der „normale" Ei Ersatz zum Backen ist folgender, ganz leicht aus vollkommen normalen Zutaten hergestellt:

2 EL Mehl
1 EL Backpulver
2 EL Sonnenblumenöl
3 EL Wasser

Zuerst Mehl und Backpulver mischen. Dann Öl und Wasser hinzugeben und wirklich kräftig aufschlagen. Es sieht wirklich überraschend aus und hat im „verbackenen" Zustand einen wirklich passenden Geschmack. Das Mehl kann beispielsweise Sojamehl oder Maismehl sein, um auch glutenfrei zu arbeiten.

28 Eis

„Lupinesse" ist der Name, der bei veganem Eis bekannt geworden ist. Dieses gibt es in immer mehr Supermärkten und sogar das Schokoladeneis ist wirklich lecker. Zudem gibt es noch beispielsweise „Valsoia il Gelato"-, „So Yeah"-Eiscreme oder „Swedish Glace". Hier entscheidet natürlich der persönliche Geschmack.

Sorbets enthalten übrigens grundsätzlich weder Milch noch Eier, aber Unmengen an Zucker. Somit sind sie meist vegan, deswegen aber nicht gleich gesund. Veganes Eis selbst machen geht auch und ist dann natürlich auch meist gesünder.

29 Eisen

Eisen einzunehmen wird meist bei Vegetariern und Veganern empfohlen, auch wenn die durchschnittliche Eisenaufnahme in Studien regelmäßig über denen der Mischköstler liegt. Der Eisenbedarf liegt bei einer rein veganen Ernährung aufgrund niedrigerer Bioverfügbarkeit des pflanzlichen Eisens etwa 1.8-fach höher als normal. Bei Kindern gibt es noch keine verlässlichen Studienergebnisse zu Eisen in der vegetarischen oder veganen Ernährung. Hier ist auch zu empfehlen, statt sich Mutmaßungen hinzugeben, einfach hin und wieder das Blut untersuchen zu lassen. Tragen Sie dem Umstand Rechnung ein Individuum zu sein. Wenn Sie Eisen mit Vitamin C zu sich nehmen, hilft es noch besser, also ist Orangensaft zur Einnahme ein guter Begleiter.

30 Essig

Essig ist doch vegan, oder? Leider ist das nicht so. Branntweinessig ist zumeist vegan, Weinessig meist eher nicht. Letzterer wird durch Gelatine geklärt, wie auch viele Limonaden, Cola-Sorten und Säfte.

31 Ethik

Viele Veganer haben ethische Bedenken, Tierprodukte zu konsumieren, egal ob durch Verzehr oder andere Verwendung. Durch eine immer weiter voran schreitende Industrialisierung der Lebensmittelherstellung, die kaum noch zu steigern ist, ist dies gut nachvollziehbar. Es kann nicht sinnvoll sein, Tierversuche in Unmengen zuzulassen, Tiere industriell zu halten und zu züchten. Es ist sicherlich nicht sinnvoll, Tiere mit Abfall zu füttern, lebensunwürdig zu halten und fernab jeden Respekts unwürdig zu töten. Was denken Sie, warum Sie die vielen Masttiere nie zu sehen bekommen und warum Schlachthöfe nicht gerade viele Fenster haben? Es gibt Dinge, die wollen Sie nicht sehen. Warum sollte man sie dann verwenden oder essen wollen? Wegsehen ist das, was vielen Menschen scheinbar hilft. Seien Sie aufmerksam und versuchen Sie das Leid in dieser Welt zu lindern, das eigene und das der anderen Lebewesen. Wenn Sie dabei nicht perfekt sind, dann trösten Sie sich. Viele Menschen machen sich wahrscheinlich viel weniger Gedanken als sie.

32 Fertiggerichte

Das Angebot an veganen Fertiggerichten ist wirklich sehr bescheiden. Veganer sind eben Menschen, die sich bewusst ernähren. Fertignahrung ist nicht wirklich bewusste

Ernährung. Manchmal wäre es jedoch schön und praktisch, nur nicht gesund und gut für uns. Das eine oder andere Glas mit einer fertigen Sauce oder einem fertigen Chili wäre jedoch sicher angebrachter, als ein Gang zum Fast Food Restaurant. Wenn es möglich ist, dann ist vorkochen besser, als zu solchen Alternativen zu greifen.

33 Fett/Fettsäuren

Fette sind lebensnotwendige Nahrungsbestandteile. 25%-35% der täglichen Kalorienaufnahme sollte laut der DGE (Deutsche Gesellschaft für Ernährung) in Form von Fetten aufgenommen werden. Fette bestehen aus Fettsäuren. Es werden gesättigte von einfach ungesättigten und mehrfach ungesättigten Fettsäuren unterschieden. Menschen, die sich von Mischkost ernähren haben einen oft zu hohen Anteil gesättigter sowie eine zu geringe Aufnahme mehrfach ungesättigter Fettsäuren. Die Zufuhr ernährungsphysiologisch eher unerwünschter gesättigter Fettsäuren liegt bei veganer Ernährung meist halb so hoch wie in der Durchschnittsbevölkerung.

Während gesättigte und einfach ungesättigte Fettsäuren vom Körper selbst hergestellt werden können, müssen die mehrfach ungesättigten Fettsäuren Linolsäure (Omega-6-Fettsäure) sowie α-Linolensäure(Omega-3-Fettsäure) mit der Nahrung zugeführt werden. Sie werden daher auch als essenziell bezeichnet. Sie dienen als wichtige Bausteine der Zellmembrane sowie einiger Gewebshormone. Für Nerven, Muskeln und Augen sind sie unentbehrlich. Studien belegen, dass der Verzehr langkettiger Omega-3- Fettsäuren die Gesamtsterblichkeit und das Auftreten verschiedener Herz-Kreislauf-Krankheiten reduziert. Neben direkten Funktionen dienen die essentiellen Fettsäuren auch als Ausgangssubstanz für die körpereigene Herstellung weiterer Fettsäuren. Dabei ist vor allem die Umwandlung von α-Linolensäure in die langkettigen Omega- 3-Fettsäuren Eicosapentaensäure (EPA) und Docosahexaensäure(DHA) von Bedeutung.

Allerdings ist diese körpereigene Umwandlung limitiert. EPA und DHA können auch per Nahrung zugeführt werden. Da sie jedoch fast ausschließlich in Seefischen vorkommen tendieren Veganer zu niedrigeren EPA- und DHA-Blutwerten im Vergleich zu Nichtvegetariern. Die DGE empfiehlt daher diese Substanzen zu substituieren.

Vegetarier und Veganer können ihre Versorgung mit Omega-3-Fettsäuren recht gut durch den regelmäßigen Verzehr α-Linolensäurereicher pflanzlicher Öle, insbesondere Leinöl und Rapsöl, sowie durch Leinsamen und Walnüsse sicherstellen.

Zu erwähnen sind noch die gesundheitsschädlichen Transfettsäuren. Sie entstehen beim Frittieren und Braten . Besonders häufig kommen sie in minderwertigen Margarinen, Fast Food und Fertiggerichten vor. Trans-Fette erhöhen den Cholesterinspiegel und sind so verantwortlich für Herzerkrankungen.

34 Fleischersatz/ Fischersatz

Es gibt immer mehr Ersatzprodukte für Fleisch und Fisch. Zuerst gab es nur Soja, zunehmen jedoch gibt es immer mehr Alternativen, da man erkannt hat, dass Soja kein sinnvolles Allheilmittel ist und Abwechslung sich immer gut macht auf dem Speiseplan. Wir haben uns daran gewöhnt, Fleisch zu verzehren und wir kennen gewisse Geschmacksvarianten. Fleisch wurde durch massive Werbung zu einem immer wichtigeren Lebensmittel. Warum mit allen Gewohnheiten brechen, was Geschmack, Konsistenz und Genuss angeht, nur weil ich vegan bin? Ersatz ist dabei vollkommen in Ordnung. Da, wo ich Fleisch und Fisch gewohnt bin und einen Ersatz haben mag, habe ich auch jedes Recht dazu.

Es gibt sehr viele Möglichkeiten, ganz darauf zu verzichten, aber es muss ja nicht sein. Und wenn Sie erst nach und nach umstellen wollen, sind die Ersatzprodukte noch wichtiger. An anderer Stelle wird teilweise näher eingegangen auf:

- Lupine
- Quorn
- Seitan
- Seidentofu
- Tempeh
- Tofu

Es sind interessante Alternativen und sie machen Spaß, das ganze Leben umzubauen und sich nicht komplett an ein ganz anderes Leben zu gewöhnen. Testen Sie, was ihnen gut schmeckt und gut tut. Seien Sie experimentierfreudig und Sie werden merken, wie schnell Sie Freude daran finden können. Sie fühlen sich besser und leichter.

Interessant finde ich die Grill- und Fleischersatzprodukte von Wheaty, die einen ausgezeichneten Kundendienst haben. Die Virginia-„Steaks", „Schnitzel" und „Grillschnecken" finde ich besonders gut gelungen.

35 Fondant/Modellierfondant

Torten und Petit Fours kleidet man mit Fondant wunderschön ein. Leider wird

Fondant meist mit Gelatine hergestellt, also auch hier ein kleiner Exkurs.

Zutaten:

60ml Wasser
20g Agar Agar
110 ml Zuckerrübensirup bzw. Glucosesirup
20 ml Glycerin
5 EL Pflanzenfett
900g Puderzucker

Das Wasser wird im Wasserbad erwärmt und der Agar Agar eingerührt. Nun Sirup, Glycerin und Pflanzenfett hinzugeben und verrühren, bis die Masse gleichmäßig erwärmt ist.

Die Schale aus dem Wasserbad nehmen und den Puderzucker fein sieben und langsam mit einem Löffel einrühren. Beginnt die Masse, sich zu binden, verknete sie zu einem Ball.

Bestäube eine Arbeitsfläche mit Puderzucker und knete die Masse, bis sich keine Risse mehr bilden und sie glatt und zart wird. Hier kann ggfs. etwas Pflanzenfett nachhelfen.

Für Modelleierfondant brauchst du noch 1 TL Traganth zur eben genannten Mischung. Verknete den Traganth mit dem Fondant zu Modellierfondant und lass ihn in Frischhaltefolie eingewickelt über Nacht ruhen.

Tipp: Blütenpaste ist für die ganz feinen Arbeiten wie Blüten und Buchstaben, Modellierfondant für größere Figuren oder Deko-Elemente.

36 Fruchtpektine

Fruchtpektine sind ein Geliermittel, damit auch eine Alternative zu Gelatine oder dem pflanzlichen Agar Agar.

37 Gelatine

Gelatine ist ein Stoffgemisch aus geschmacksneutralem tierischem Protein oder denaturiertem bzw. hydrolysiertem Kollagen, das aus dem Bindegewebe verschiedener Tierarten, vor allem Schweinen und Rindern, produziert wird. Einfach gesagt sind es Schlachtreste, die ausgekocht werden. Es ist ein billiges und reichlich durch die Schlachtung vorhandenes Geliermittel. Es wird zur Klärung von Säften, Essig, Wein und zum Binden von Vitaminen in Limonaden eingesetzt und ist in vielen Lebensmitteln enthalten, in denen es auf der Zutatenliste nicht gekennzeichnet werden muss. Vielen Veganern ist Gelatine ein Dorn im Auge, vor allem weil man es nicht kennzeichnen muss. Oftmals ist hier von legalem Betrug bei der Kennzeichnung die Rede.

38 Gicht

Als Maßnahme zur Senkung des Harnsäurespiegels, auf den die Gicht zurückzuführen ist, wird empfohlen, purinreiche Lebensmittel zu reduzieren. Das sind insbesondere Fleisch, Wurst und Fisch sowie andere Meerestiere. Interessant ist übrigens, dass durch die Aufnahme pflanzlicher purinreicher Lebensmittel das Risiko für Gicht nicht ansteigt. Wichtig ist es zudem, auf Alkohol, insbesondere Bier, zu verzichten bzw. deren Konsum zu reduzieren.

39 Gluten und Glutamat

Gluten und Glutamat haben nichts mit der veganen Ernährung zu tun, aber sind zwei Begriffe, die ich gerne erwähnen und kurz anreißen möchte. Sie haben nichts gemein, werden aber gerne einmal durcheinander geworfen.

Gluten ist ein Sammelbegriff für ein Stoffgemisch aus Proteinen, das im Samen einiger Arten von Getreide vorkommt. Es ist vielleicht gut vorstellbar als der enthaltene Kleber, der für die Backeigenschaften eines Mehls eine zentrale Bedeutung hat. Es kann bei entsprechender Veranlagung zu Glutensensitivität beziehungsweise Zöliakie führen. Getreide mit hohem Glutengehalt sind Weizen, Dinkel, Roggen, Kamut, Emmer, Einkorn und Hartweizen. Hafer und Gerste haben einen niedrigen Anteil an Klebereiweiß. Getreidearten wie Teff, Hirse, Mais und Reis sowie Pseudogetreide wie

Quinoa, Amarant und Buchweizen sind glutenfrei. Gluten bildet den Hauptbestandteil für Seitan, einen auch als Weizenfleisch angebotenen Fleisch-Ersatz.

Glutenfreies Mehl verhält sich anders als glutenhaltiges Mehl, es nimmt zum Beispiel mehr Wasser auf. Die Mengenangaben für einzelne Zutaten können daher vom Rezept abweichen.

Glutamat hat mit Gluten nichts zu tun. Hier geht es um Geschmacksverstärker. Auch wenn man von der China-Grippe redet, weil es viel in asiatischen Restaurants zum Einsatz kommt, konnte wissenschaftlich nicht klar nachgewiesen werden, dass Glutamate direkt schädlich für die Gesundheit sind.

40 Grillen

Grill-Alternativen auf Weizenbasis (Seitan) sind ausreichend in den Geschäften zu finden und es gibt viele Möglichkeiten, Obst und Gemüse zu grillen. Die Produktauswahl nimmt stark zu und fortlaufend werden neue Produkte kreirt, die immer wohlschmeckender werden. Leider ist es so, dass in ganz vielen Salaten und Saucen immer wieder Milch, Joghurt und Eier verwendet werden. Einige Beispiele sind deswegen im Rezepte-Teil enthalten, die ein vegane(re)s Grillen möglich machen. Achten Sie doch einmal auf die Rezepturen und darauf, wie einfach diese geändert werden können. Die meisten Salate und Saucen sind ganz einfach vegan herstellbar und zumeist auch noch länger haltbar.

41 Guakernmehl

Das Verdickungsmittel Guakernmehl (E 412) wird oft verwendet, zum Beispiel in der Arzneimittel-, Kosmetik-, Papier- und Lebensmittelindustrie und sogar als Tabakzusatzstoff. In der EU ist Guaran als Lebensmittelzusatzstoff (Nummer E 412) für Lebensmittel allgemein (auch für „Bio"-Produkte) begrenzt zugelassen. Die Inaktivierung der schädlichen Stoffe gelingt durch Erhitzen und Extrahieren nur teilweise, sodass die Entstehung von Allergien begünstigen oder selbst allergische Reaktionen fördern kann. Es wurde von der amerikanischen FDA als riskantes Schlankheitsmittel eingestuft. Daher sollte es nicht als beste Alternative im Schrank der Möglichkeiten sein und steht deshalb auch nicht auf der Liste der wichtigen Basis-Zutaten.

42 Herzerkrankungen

Wie bereits bei den Begriffen „Antioxidantien" und „Blutdruck/Bluthochdruck" und „Metabolisches Syndrom" ausgeführt, ist die überwiegende Meinung, dass Herzerkrankungen bei Menschen mit einer veganen Ernährung deutlich weniger vorkommen. Wichtig ist es immer, sich persönlich und individuell zu kontrollieren und sich aktiv mit der eigenen Gesundheit auseinander zu setzen. Holen Sie sich mehr als eine Meinung ein und lassen Sie Ihre Gesundheit regelmäßig prüfen, indem Sie beispielsweise wichtige Blutwerte checken lassen.

43 Honig

Wer wirklich geradlinig vegan lebt, der verzichtet auf Honig. Es werden Bienen hierzu ausgebeutet und das reicht streng vegan lebenden Menschen aus. Bei den Ausführungen zu „Agavendicksaft" habe ich bereits etwas dazu geschrieben, wie ungesund dieser ist. Daher sehe ich für mich eine Alternative in Honig. Dr. Ruediger Dahlke hat mir zudem auch davon berichtet, dass er selbst auch Honig isst und keine Kenntnis von einer Schädigung des Organismus durch Honig habe.

44 Hülsenfrüchte

Hülsenfrüchte (Erdnüsse und Erdnussmus, Bohnen, Linsen, Erbsen, Kichererbsen und viele mehr) sind ein guter Proteinlieferant für Vegetarier und Veganer und ein guter und wichtiger Bestandteil der Ernährung.

45 Jod

Veganer und auch alle Menschen, die sich von Mischkost ernähren, weisen in verschiedenen Untersuchungen häufiger eine zu geringe Jodzufuhr auf (Abdulla et al. 1981, Krajcovicova-Kudlackova et al. 2003). Sie ist bei Veganern jedoch noch geringer als die ohne Supplementierung häufig ebenfalls zu geringe Jod-Aufnahme bei Mischkost.

46 Johannisbrotkernmehl

Johannisbrotkernmehl (E410) wird aus dem Samen des Johannisbrotbaumes gewonnen. Es ist in heißem Wasser vollständig löslich und bildet in kaltem Wasser Gele. Daher wird es als Verdickungsmittel und auch Stabilisator eingesetzt.
Johannisbrotkernmehl ist für Lebensmittel allgemein zugelassen und findet sich oft in Konfitüren, Marmeladen, Gelees, Backwaren, Obst- und Gemüsekonserven sowie Speiseeis und Milchmischgetränken. Es gilt als unbedenklich (sogar in Säuglingsnahrung und Bio Produkte ist es zugelassen) und wirkt als Ballaststoff, da es

vom Körper nur teilweise verdaut werden kann. Übermäßiger Verzehr kann abführend wirken. Bei Soja-Allergikern kann es möglicherweise zu Kreuzallergien mit diesem Zusatzstoff kommen.

47 Kann Spuren von ... enthalten ...

Zitat Peta: „Du fragst Dich, was mit Produkten ist, deren Zutatenliste keine tierlichen Produkte aufweisen, aber mit dem Hinweis "Kann Spuren von Milch enthalten" versehen sind? Mit diesem Hinweis richten sich die Hersteller an Allergiker, da sie nicht zu 100% ausschließen können, dass in den Produktionsanlagen trotz Reinigung Reste anderer Produkte, die Milch beinhalten, zurück bleiben und sich somit in andere Produkte einmischen. Da die Rezeptur des Produkts in so einem Fall jedoch keine Tierprodukte vorsieht, betrachten wir es als vegan!"

Dieser Auffassung folge ich gerne und denke, es geht in die richtige Richtung, Allergiker zu respektieren und Ehrlichkeit den Vorzug zu geben. Eine ehrliche und 95%

vegane Welt ist mir lieber, als etwas, das unehrliche 100 % gibt.

Tipp • Interessantes zu versteckten Inhaltsstoffen gibt es auch hier: http://www.peta.de/inhaltsstoffe

48 Käse

Veganer Käse, das war einmal eine unzumutbare Angelegenheit. Seit die in Köln sitzende Firma Wilmersburger den ersten veganen Käse vorgestellt hat, geschieht immer mehr. Dort werden neben einer Vielzahl Schnittkäse-Sorten auch „Käse" am Stück und Pizzaschmelz angeboten. Ich ziehe diesen „Käse" allen sonst verfügbaren Varianten vor.

Der Käse-Ersatz ist in jedem Fall eine gelegentliche Alternative und auch eine Umstiegserleichterung.

Übrigens ist Käse oft nicht einmal vegetarisch. Für die Herstellung von Hart- und Schnittkäse wird als Gerinnungsmittel Lab benötigt. Das ist ein Enzymgemisch, das aus den Mägen besonders jung geschlachteter (zumeist männlicher) Kälber gewonnen. Es ist möglich, Käse auch ohne Labmagen herzustellen. Lab ist nicht deklarierungspflichtig und steht daher nicht in der Zutatenliste des Produkts.

Persönliche Tipps sind im Bereich Käse:

- MozzaRisella als Mozzarella Ersatz auf der Basis von Reis;
- Zum überbacken, „Tofutti Block Mozzarella", Daiya „Käse" oder Wilmersburger Pizzaschmelz;
- Frischkäse Ersatz-Varianten sind von Heirler besonders empfehlenswert oder sehr herzhaft „Tofutti Zwiebel";
- Parmesan-Pulver-Ersatz gibt es ganz unterschiedlicher Art, z.B. Sister River Foods PARMA, am Stück gerne von Pural VEGI-CHEEZLY Parmesan Style oder Cheezly Cheddar Natur;
- Die DIY-Methode zur „Parmesan"-Eigenherstellung ist: 2 EL Hefeflocken mit 2 EL weißen, gemahlenen Mandeln und etwas Salz mischen;

- „Scheibenkäse" und „Käsestücke"
  nutze ich derzeit nur von
  Wilmersburger;
- Scheibenkäse, den ich gerne nutze:
  Tofutti CREAMY SMOOTH SLICES
  Cheddar Style;
- Schafskäse-Ersatz ist möglich durch
  „Vegourmet Mediteraneo";
- Eine Alternative zu Schmand und
  Sauerrahm ist beispielsweise „Tofutti
  - Sour Supreme".

Es gibt immer mehr Käse-Ersatzprodukte,
die es sich auszuprobieren lohnt. Daher ist
diese Liste durchaus erweiterbar und auch
sehr persönlich nach dem aktuellen Stand.

49 Kinder

Wie können sich Kinder und (werdende)
Mütter vegan ernähren und ist das
überhaupt gut und gesund? Mit guter und
abwechslungsreicher veganer Kost ernährte
Säuglinge und Kinder erhalten ausreichend
Eiweiß und Energie, sind gesund und
wachsen normal. Größe und Gewicht liegen
unter dem omnivorer (Alles essender)

Kinder, aber im normalen Maß. Etwas weniger an Gewicht kann dem Durchschnitt in der Regel nicht schaden. Wenn die Kinder ebenso vegan leben sollen/wollen, dann sollte ausreichend Energie zugeführt werden. Dabei hilft die Gabe von gekochten und zerdrückten Hülsenfrüchten, Getreide, gemahlene Samen, Nüsse, zerdrückte Bananen und Avocados. Nur wenige Studien haben sich speziell mit der Kohlenhydratzufuhr bei veganen Kindern beschäftigt, aber es gibt klare Hinweise darauf, dass ihre Ernährung, ebenso wie die ihrer Eltern, reichlich komplexe Kohlenhydrate enthält. Die Muttermilch veganer, vegetarischer und omnivorer Frauen unterscheidet sich hinsichtlich ihres Gehaltes an mehrfach ungesättigten Fettsäuren. Während der Schwangerschaft und in der Stillzeit sollten Frauen für eine erhöhte Zufuhr an beta-Carotin, Thiamin, Riboflavin, Niacin, Folsäure und den Vitaminen B12, C und D sorgen. Vitaminunterversorgung kommt bei veganen Kindern nach den bisher vorliegenden Studien ausgesprochen selten vor und beschränkt sich auf die Vitamine B12 und D. Das britische Gesundheitsministerium empfiehlt allen stillenden Müttern eine Erhöhung der Zufuhrwerte von Kalzium, Phosphor, Magnesium, Zink, Kupfer und Selen sowie Eisen.

Worauf zu achten sein sollte, wenn Ihre Kinder vegan leben (sollen):

- Die veganen Nahrungsmittel schrittweise einführen, während Sie gleichzeitig noch Muttermilch geben.
- Kinder brauchen viel Energie (Kalorien). Selbstgemachtes Müsli sollte als dicker Brei gereicht werden und mit gutem pflanzlichem Öl guter Qualität versehen werden.
- Geben Sie Kleinkindern vor den Mahlzeiten nicht zu viel Flüssigkeit.
- Das Bestreichen von Brot mit pflanzlicher Margarine (wenn möglich angereichert mit den Vitaminen B12 und D2) oder mit Tahini oder feiner Erdnußbutter erhöht den Energiegehalt des Brotes.

- Gar gekochte und zerdrückte Hülsenfrüchte liefern Energie und Eiweiß.
- Geben Sie ausreichend Vitamin B12 und schwarze Melasse.
- Zur Verbesserung der Eisenaufnahme mischen Sie in jede Mahlzeit Zitrusfrüchte, Kartoffeln, grünes Blattgemüse oder Tomaten.

50 Körperpflege

Die Körperpflege ist ein Thema für viele Veganer. Hier wird mit Gelatine gearbeitet, es kommt zu Tierversuchen und es werden viele andere Bestandteile verarbeitet. Viele Kosmetikhersteller sind immer bewusster und sogar Drogerieketten bieten Alternativen an. Ich ziehe gerne vegane Alternativen vor und möchte Sie ermutigen, zu experimentieren. Achten Sie doch darauf, was vegan ist. Manche Produkte sind derzeit schon günstiger, als die nicht-vegane Alternative. Es freut mich sehr, dass diese Dinge immer umfangreicher werden.

51 Kräuter

Kräuter bereichern jede Küche. Ein gutes Buch zum Thema Kräuter und eine kleine Zucht auf dem Balkon, in der Küche oder im Garten sind eine echte Bereicherung für die Küche. Gefrorene oder getrocknete Kräuter sind auch Alternativen bei dem, was man selten braucht und was daher nicht sinnvoll angebaut werden kann. Interessant sind die Wirkungen, die vielen Kräutern zugeschrieben werden. Es macht Spaß, hier zu experimentieren. Kräuter aus Supermärkten, die im Topf angeboten werden, sind nicht so gut oder so preiswert, wie aus dem Blumenladen / Gartenhaus, da diese oftmals im Schnelltempo gezogen werden. Man sieht die Unterschiede schnell deutlich.

52 Krebs

Bösartige Tumoren sind für jeden vierten Todesfall in Deutschland verantwortlich. Damit sind sie die zweithäufigste Todesursache, gleich nach Herz-und Kreislauferkrankungen. Falsches

Ernährungsverhalten und Rauchen sind in den Industrieländern für jeweils etwa ein Drittel der Krebserkrankungen verantwortlich.

Ernährungsbedingte Risikofaktoren für die Entstehung von Krebs sind nach derzeitigem Kenntnisstand:

- Übergewicht;
- Zu geringer Verzehr von Obst und Gemüse;
- Zu häufiger Verzehr von gesalzenen Speisen;
- Zu häufiger Verzehr von gegrillten, gepökelten und/oder geräucherten Speisen;
- Häufiger Verzehr von rotem und/oder verarbeitetem Fleisch;
- Ballaststoffarme Kost;
- Hoher Fettverzehr (Brustkrebs);
- Alkoholkonsum.

Vegetarier haben ein deutlich geringeres Risiko an Krebs zu erkranken und zu sterben. Vorteile ergeben sich insbesondere bei Dickdarm- und Lungenkrebs, aber auch bei

Magen-, Brust- und Prostatakrebs. 5
Besonders bei männlichen Vegetariern ist
die Krebshäufigkeit und -sterblichkeit
geringer als bei nicht vegetarisch lebenden
Männern.

53 Lakritz

Ja, die gute Nachricht ist, dass es veganes
Lakritz gibt. Nicht veganes Lakritz kann
Gelatine und Bienenwachs enthalten sowie
ggfs. nicht vegane Aromen. Firmen wie
Haribo und Katjes bieten langsam immer
mehr vegane Auswahl an, ebenso viele
Discounter.

54 Lassi

Lassi ist ein Joghurtdrink, der vegan am
besten mit Seidentofu geht. Unglaublich
lecker und wirklich immer ein Genuss.

Es werden benötigt:

400g	Seidentofu
400g	TK Früchte nach Wahl
0,4l	Wasser
50-80 ml	(Frucht-)Sirup nach Wahl,

ggfs. zzgl. Honig/Agavendicksaft

3 EL	Zitronensaft
3 EL	Rohrzucker
Eine Prise	Salz

Des weiteren

Trinkhalme
Deko wie Pfefferminze, Sternfrucht o.ä.

Einfach alle Zutaten in einen Mixer (Wasser zuerst einfüllen) und cremig rühren. Bei frischen Früchten, statt Wasser teilweise Eis zugeben oder länger im Kühlschrank stehen lassen. So ist das Lassi schnell verzehrfertig.

55 Lupinen

Lupinensamen enthalten hochwertiges Eiweiß, das sowohl als Ersatz für Soja im und in der menschlichen (vegetarischen und veganen) Ernährung (nur ungiftige Zuchtsorten) eingesetzt wird. Die Nutzung der Lupine wurde durch die Züchtung von Sorten mit wesentlich geringeren Anteilen an Bitterstoffen und Giftstoffen (sogenannten Süßlupinen) ab Anfang der 1930er Jahre erheblich erleichtert. Sie werden unter anderem auch zu Lopino,

einem Tofu-ähnlichen Produkt, Lupinenmehl
sowie zu Lupinenmilch weiterverarbeitet
und sind so Bestandteil vegetarischer und
veganer Ernährungsformen.
Lupinenprodukte müssen als Zutat auf dem
Etikett von Lebensmitteln aufgeführt
werden. Betroffen von einer Kreuzallergie
gegen Lupinen können darüber hinaus
Menschen mit einer Allergie gegen eine
(oder mehrere) der folgenden
Allergenquellen sein: Bohnen, Linsen,
Sojabohne, Klee, Luzerne, Lakritze,
Johannisbrot, Gummi arabicum, Tamarinde,
Traganth.

56 Magnesium

Amaranth, Quinoa, Meeresalgen,
Kürbiskerne, Mohn, Sonnenblumenkerne,
Mandeln und die Sango Meeres Koralle sind
die besten pflanzlichen
Magnesiumlieferanten. Daneben sind
effektiv Getreide wie Gerste, Hafer, Dinkel,
Hirse und Vollkornreis sowie grüne
Blattgemüse wie Mangold, Spinat,
Brennnessel und Portulak oder Kräuter wie
Basilikum, Majoran und Salbei. Zudem

Hülsenfrüchte wie Bohnen, Erbsen, Linsen und Sojabohnen und auch reiner Kakao und Ingwer.

57 Marmelade und Konfitüre

Bei Marmelade und Konfitüre werden nicht nur Aromen verwendet, die man nicht klar bestimmen kann, Gelatine ist hier ebenso möglich und nicht Deklarationspflichtig. Daher ist hier leider eine Empfehlung schwer auszusprechen außer, sie selbst herzustellen.

58 Mayonnaise

Vegane Mayonnaise gibt es schon fertig und das in guten Qualitäten. Leider eher nur in Reformhaus, Bioladen und Versandhandel. Günstiger und schnell geht es auch, sie selbst herzustellen.

Zutaten:

50 ml   Sojamilch, gekühlt (Nicht mit jeder Milch geht es gleich gut.)
100 ml Rapsöl, ungekühlt (bzw. neutrales Pflanzenöl)
1/2 TL Zitronensaft (Ausgepresster Saft einer

Zitrone)

1/2 TL Senf

1 TL naturtrüber (und damit veganer)
Apfelessig oder Aceto balsamico bianco

1 Prise Salz

½ TL Rohrohrzucker

Nacheinander Sojamilch, Zitronensaft bzw.
Essig und Rapsöl in ein hohes Gefäß geben
und mit einem Stabmixer etwa 30 Sekunden
gut durchmixen. (Alternativ Standmixer.)
Vorsichtig mit Senf und Salz abschmecken.
Nach Geschmack evtl. mit Essig oder
Zitronensaft sowie Pfeffer verfeinern.

Tipp: Statt Pfeffer nehme ich hier und auch
sonst gerne auch gelegentlich die Kerne von
Papaya, die ich vorher getrocknet habe. Das
gibt eine sehr interessante Note.

59 Milch

Milch ist nur dann für Menschen gemacht,
wenn es Muttermilch ist. Nicht ganz
umsonst haben viele Menschen ein Laktose
Problem. Wenn wir dem Kleinkindalter
entwachsen, verlieren wir die Fähigkeit,
Laktose zu spalten. Das haben wir uns in ca.

7000 Jahren wieder antrainiert, weil wir nun Kühe und andere Tiere missbrauchen, uns Ihre Milch zu geben. Das ist nach neuen Erkenntnissen sehr problematisch und hat nicht viel zu bieten, was gesund wäre. Eher sieht es sehr gegenteilig aus. Daher brauchen wir vegane Ersatzprodukte, damit wir uns so ernähren können, wie wir es gewohnt sind.

Jeder Mensch hat hier seine Präferenzen. Empfohlen sei nicht die Sojamilch, sondern Reismilch, Reis-Cocos-Milch, Mandelmilch und Hafermilch. Streng genommen ist hier die Bezeichnung „Milch" natürlich irreführend, sie ist aber umgangssprachlich in unser Leben eingezogen, daher wird sie auch im Buch so verwendet.

60 Muskelaufbau

Menschen wie Strongman Patrik Baboumian machen es vor, dass man vegan /vegetarisch Muskeln aufbauen kann. Es ist wichtig, eine gesunde und ausgewogene Ernährung zu verfolgen. Diese sollte an die Bedürfnisse angepasst werden. Hierzu zählt auch der

Sport. Ernährungsberatung und der richtige Arzt bzw. Heilpraktiker kommen hier ins Spiel. Es sollte eine an den Sport und die Zielerreichung angepasste Ernährung verfolgt werden. Muskelaufbau und die Aufnahme guter Proteine sind vegan absolut gut möglich. Die negativen Folgen der Massentierhaltung und damit verbundene gesundheitliche Konsequenzen sind dann nicht mehr wichtig. Wer Muskeln aufbauen möchte, sollte vor allem trainieren und sich ausgewogen und gut ernähren.

61 Nüsse/ Mandeln

Allergiker aufgepasst. Mandeln und Nüsse sind für Vegetarier und Veganer sehr wichtig und auch sonst ein wahrer Vieles Könner (Alles wäre übertrieben). Botanisch gesehen sind Nüsse Früchte und gehören zum Schalenobst. Ihre Inhaltsstoffe unterscheiden sich allerdings wesentlich von denen anderer Obstfamilien. Sie enthalten nur sehr wenig Wasser, dafür aber reichlich Fett, Eiweiß, komplexe Kohlenhydrate und Ballaststoffe. Nüsse sind daher eine hochkonzentrierte Nahrung mit extrem hoher Nährstoffdichte. Man muss von Nüssen nicht sehr viel essen, um satt zu werden. Gleichzeitig tragen bereits kleine Nussmengen enorm zur Deckung des täglichen Nährstoff- und Vitalstoffbedarfs bei. Man weiß auch mittlerweile, das Nüsse keine Kalorienbomben sind, denn die Fette sind zumeist sehr gut für uns. Aber hier gibt es dennoch Ausnahmen Hanfsamen, die in Wirklichkeit Hanfnüsschen sind und damit zur Familie der Nüsse gehören, liefern nur 35 % Fett. Das Fett der Hanfnüsse (Hanföl) ist zudem nicht zuletzt aufgrund seines optimalen Fettsäuremusters eines der besten und gesündesten Speiseöle der Welt. Die Mandel liegt im breiten Fett-Mittelfeld und besteht zu 50 % aus Mandelöl. Allerdings gehört die Mandel aus botanischer Sicht nicht zu den Nüssen, sondern zum Steinobst. Andere Nüsse, die wir zwar im Volksmund als Nüsse bezeichnen, die aber wie die Mandel zu anderen botanischen Familien zählen, sind die Erdnuss (die zu den Hülsenfrüchten gehört), die Cashewnuss, die Pekannuss, die Kokosnuss und die Paranuss. Walnüsse sind hervorragende Omega-3-Lieferanten. Die Walnuss enthält 6 mg Vitamin E, bei Mandeln liegt der Wert bei 25 mg und Haselnüsse bringen es auf knapp 27 mg. Da der Tagesbedarf des Menschen an Vitamin E bei etwa 10 mg liegt, kann Sie schon eine Handvoll Mandeln oder Haselnüsse mit genug Vitamin E für den ganzen Tag versorgen. Nüsse und ihre Verwandten sind wirklich Superfood und sollten in Ihrer Ernährung nicht zu kurz kommen.

62 Pasta

Pasta bzw. Nudeln werden in Italien nicht mit Eiern hergestellt. In Deutschland scheinen das einige Restaurants und Hersteller anders zu sehen. In Pasta gehört eigentlich nichts anderes als Wasser und Hartweizengrieß. Es gibt aber eine tolle Alternative, Spiralschneider wie von der Firma Lurch ab ca. 20-25 €. Damit kann man kinderleicht aus Gemüse Pasta machen. Wenn man so Zucchini verarbeitet, dann geht es schneller als mit Teigwaren, Gluten frei und sehr kalorienarm.

63 Öl

Die besten Öle sind beispielsweise Soja- und Rapsöl, denn diese verfügen über die Fettsäuren, die für die Entwicklung des Gehirns und der Sehkraft sehr wichtig sind. Leinöl und Hanföl sind gut für die Omega-3-Fettsäuren sowie Kokosöl für die gesättigten, mittelkettigen Fettsäuren und als Basis der gesamten Kosmetik. Ebenso sind natives Olivenöl, Erdnussöl (wegen des hohen Rauchpunkts ideal zum braten) und Walnussöl sowie Traubenkernöl und exklusives Arganöl ernährungsphysiologisch hochwertige Fette. Sonnenblumenöl und nicht weiter gekennzeichnete pflanzliche Öle sind oft nicht besonders sinnvoll. Abwechslung ist auch hier angebracht und die persönlichen Präferenzen sind auch zu beachten. Machen wir uns das Leben nach unseren Möglichkeiten und Vorlieben zum gesunden und ausgewogenen Genuss.

64 Osteoporose

In der EPIC-Studie hatten Veganer ein 30% höheres Risiko für Knochenbrüche. Dieses verschwand ab einer Mindestaufnahmemenge ab 525mg Calcium pro Tag. Das zum Großteil über Sonnenlicht gebildete Vitamin D spielt eine wesentliche Rolle bei der Regulierung des Calcium-Spiegels im Blut und beim Knochenaufbau, hier weisen Veganer eine deutlich geringere Nahrungszufuhr auf als Mischköstler. Daher ist bei ausreichender Vitamin D Zufuhr und Bewegung im Tageslicht kein besonderes Risiko nachweislich. Zur Verbesserung der Kalziumversorgung eignen sich Milchalternativen wie Soja- oder Hafermilch, die mit Kalzium angereichert wurden.

Allgemein sind wichtige Faktoren, egal bei welcher Ernährung:

- Ausreichende körperliche Aktivität;
- Ausreichende Versorgung mit Vitamin D, Kalzium und Protein;
- Ausreichender Obst- und Gemüseverzehr;

- Weniger Kochsalz und Koffein verzehren;
- Calciumreiche Mineralwässer, wie z.B. Gerolsteiner Medium.

65 Pfeilwurzelstärke

Pfeilwurzelstärke aus der tropischen Arrowroot-Knollenpflanze ist ein vielseitiges Bindemittel für die Zubereitung von Gemüse- und Fleischgerichten, Aufläufen, Suppen, Soßen, Gelees, Konfitüren und Grützen. Sie kann zum panieren anstelle von Ei und Milch verwendet werden (Hierzu einfach mit Wasser mischen). Aufgrund ihres neutralen Geschmacks ist sie darüber hinaus sehr gut zum Backen geeignet, z.B. erhält Brot dadurch eine feine Schnittfläche (hierzu pro 1.000 g Mehl etwa 40 g Pfeilwurzelstärke hinzugeben). Pfeilwurzelstärke ersetzt bei glutenfreien Broten den geringen Kleberanteil der glutenfreien Mehle, da sie den Brotteig gut bindet.

66 Quark

Quark aus Soja und anderen Produkten gibt es noch nicht wirklich ausreichend. Sojajoghurt über Nacht im Kühlschrank im Sieb mit einem Tuchabtropfen lassen ist eine gute Basis für Quark, den man zum Beispiel für Zaziki verwenden kann.

67 Quorn

Quorn ist der Handelsname für ein proteinreiches, industriell hergestelltes Nahrungsmittel aus fermentiertem Schimmelpilz-Myzel. Es ist ein cholesterinarme Gemischs, das zu etwa 10–15 % aus Proteinen und zu ca. 2,5-19 % aus Fetten besteht, wird mit Vitaminen und Mineralien angereichert und mit Eiweiß aus Hühnereiern als Bindemittel in einem patentierten Verfahren zu vegetarischem Fleischersatz verarbeitet. Es ist daher nicht vegan, aber vegetarisch. Das im Vereinigten Königreich produzierte Quorn wird in der Schweiz in Nahrungsmitteln unter dem Markennamen Cornatur angeboten. Seit 2012 ist Quorn auch in Deutschland erhältlich. Es ist durchaus eine Bereicherung für den Speiseplan, insbesondere beim Umstieg. Eine vegane Alternative oder ein Umschwenken ist derzeit nicht in Sicht, aber sicherlich möglich.

68 Regional

Regionale Produkte und regionale Veranstaltungen wie Stammtische und Kochkurse sind eine tolle Sache. Nehmen Sie die Gelegenheiten wahr, wirklich regional einzukaufen, sich auszutauschen und auch gemeinsam Dinge zu veranstalten. Dabei ist wirklich darauf zu achten, dass man hier oftmals geblendet wird. Die Nachfrage, was wirklich auf einem Bauernhof produziert wird, macht Sinn. Oftmals sind es nur ganz bestimmte Produkte und der Rest wird zugekauft, das meiste. Es gibt jedoch Biokistenversender und regionale Anbaugemeinschaften, die immer mehr werden. Das sind tolle Ansätze und gute Möglichkeiten, sich zu beteiligen / einzubringen und von der Regionalität zu profitieren. Warum immer in die Ferne schweifen, wenn viel Gutes beim Nachbarn zu bekommen ist? Regional, saisonal und gesund ist eine tolle Chance für eine gute Ernährung. Zudem ist es auch ökologisch gut, denn es werden unnötige Transporte gespart.

69 Restaurant

Viele Restaurants haben oftmals nicht das zu bieten, was schön wäre. Das liegt sicherlich auch an der Mentalität der Gäste. Wir erwarten das Steak billiger kaufen zu können als eine Dose Katzenfutter. Daher ist auch im Restaurant nicht gerade Top Qualität anzutreffen. Alles muss billig sein, viele Fertigprodukte, Geschmackverstärker und Eier in den Nudeln. Das muss nicht sein, ist aber günstig und leicht machbar. Hier gibt es immer mehr Alternativen und ich folge hier persönlich gerne dem Grundsatz, dass „gut" manchmal ausreichend sein kann und „sehr gut" nicht immer geht. Wenn vegetarisch noch recht lecker irgendwo geht und nicht vegan, dann kann ich auch schon mal Kompromisse machen. Das empfehle ich gerne als Maxime, die jeder Mensch für sich prüfen kann.

70 Reinigungsmittel

Viele Reinigungsmittel sind ebenso nicht vegan, weil mit Gelatine gearbeitet wird und Gelatine und andere nicht deklarationspflichtige Inhaltsstoffe verwendet werden. Ich möchte es nicht weiter ausführen, aber darauf grundsätzlich hinweisen.

71 Rheuma

Eine glutenfreie und vegane Diät senkt bei Rheuma-Patienten offenbar die Krankheitsaktivität, und fördert die Bildung von gelenkschützenden Antikörpern. In einer schwedischen Studie ernährten sich 30 Patienten ein Jahr lang vegan und glutenfrei, 28 Patienten ernährten sich konventionell. Per Disease Activity Score 28 (DAS 28) wurde die Krankheitsaktivität bestimmt. Das Ergebnis spricht eine klare Sprache. In der veganen Gruppe war der DAS 28 sowohl nach drei als auch nach zwölf Monaten signifikant gesunken. In der Kontrollgruppe unterschied sich der DAS 28 dagegen nur nach drei Monaten signifikant vom

Ausgangswert. Zudem - wie fast bei jeder anderen Studie auch - wirkte die vegane Diät günstig auf den BMI, auf die Blutfette, inklusive oxidiertes LDL, und auf gelenkschützende Antikörper gegen Phosphorylcholin (Arthritis Research & Therapy, online). Insofern ist die vegane Lebensweise auch bei Rheuma Patienten durchaus empfehlenswert. Der BMI könnte demnächst auch in Deutschland durch den neuen ABSI Index ersetzt werden. Der „A Body Shape Index" berücksichtigt neben Größe und Gewicht auch den Bauchumfang. Dick ist nicht gleich dick, dem will man Rechnung tragen.

72 Rohkost

Rohkost bedeutet nicht, dass es keine Erwärmung der Lebensmittel geben darf, sondern es geht darum, die Lebensmittel nicht über 42° zu erhitzen. Es gibt viele schonende und interessante Rezepte dazu, die wirklich sehr lecker sein können. Essentielle Aminosäuren und Vitamine bleiben hierbei erhalten. Es gibt hierfür spezielle Geräte, wie zum Beispiel den „Vitamix" oder das Dörrgerät von Sedona.

73 Saft

Für Saft gilt leider auch, dass viele Sorten nicht vegan sind, weil mit Gelatine gearbeitet wird, damit der Saft nicht mehr trüb ist. Naturtrübe Säfte sind in der Regel vegan. Regional, vegan und Bio sowie Direktsaft sind Begriffe, die man durchaus bevorzugen sollte und Saft sollte nicht immer nach dem Preis ausgewählt werden, sondern gut sein.

74 Seitan

Seitan (auch bekannt als Weizengluten oder Weizenfleisch) ist ein Produkt aus Weizeneiweiß (Gluten) mit fleischähnlicher Konsistenz. Es wurde ursprünglich von chinesischen und japanischen Zen-Buddhisten entwickelt und an Stelle von Hühner- und Schweinefleisch verwendet und gehört bis heute zu traditionellen japanischen Tempura-Küche.

Zur Herstellung wird Weizenmehl mit Wasser zu einem Teig verknetet und nach einer Ruhezeit wiederholt durch Kneten unter Wasser ausgewaschen, wodurch dem Teig nach und nach ein Großteil der Stärke entzogen wird und eine zähe, glutenreiche Masse zurückbleibt. Die fleischartige Konsistenz und seinen Geschmack erhält Seitan durch Kochen oder Dampfgaren der Rohmasse in einer Marinade, die traditionell aus Sojasauce, Algen und Gewürzen besteht. Danach wird es in Scheiben oder Stücke geschnitten und kann dann mariniert oder direkt weiterverwendet, so zum Beispiel gebraten, frittiert oder im Ofen gebacken werden. 100 Gramm Seitan enthalten meist 4, manchmal auch bis zu 40 Gramm Kohlenhydrate, etwa 25 Gramm Eiweiß und 1 Gramm Fett.

75 Sahne

Vegane Sahne oder Schlagcreme gibt es in unglaublichen Varianten, die fast überall zu bekommen sind. Es muss nicht immer Soja sein, mein Favorit ist die Reis-Basis, aber es gibt Kokos und noch viel mehr, was zur

Auswahl steht. Sahne braucht wirklich kein Mensch mehr.

76 Sauce

Es gibt immer mehr vegane Saucen, unter anderem eine braune Sauce von Seitenbacher mit rein pflanzlichen Zutaten, die man teilweise im Supermarkt etwas länger suchen muss. Es lohnt sich jedoch wirklich. Weiterhin kann man zu vielen Saucen leider nicht viel Gutes sagen, aber es wird hoffentlich besser. Selber machen ist die beste Alternative.

77 Schellack

Schellack, Tafellack, Plattlack oder Lacca in tabulis ist eine harzige Substanz, die aus Gummilack gewonnen wird. Dies wird aus Ausscheidungen der Lackschildlaus Kerria lacca nach ihrem Saugen an bestimmten Pflanzen gewonnen. Es trägt dazu bei viele Lebensmittel glänzen zu lassen. Keine sonderlich leckere Vorstellung.

78 Schokolade

Es gibt viel leckere Schokolade, wie zum Beispiel Schakalode oder andere Sorten wie vego. Die Auswahl wird immer größer und besser. Vego mit ganzen Nüssen schmeckt beispielsweise wie Nougat-Schokolade.

79 Seidentofu

Seidentofu hat eine besondere Konsistenz und eignet sich neben Lassi auch für Suppen, Saucen, Desserts, Eis und andere Dinge.

80 Senf

Senf wird mit Essig hergestellt und dieser ist nicht zwingend vegan und dies nicht kennzeichnungspflichtig. Meines Erachtens ist das nicht weiter tragisch, aber der perfekte Veganer sieht das sicherlich anders.

81 Soja

Soja ist kein Allheilmittel und gerade Männer sollten nicht permanent Soja essen. Es soll weibliche Hormone enthalten. Oftmals ist Soja eine gute Alternative, aber bitte nicht als einzige Alternative ansehen, sondern als eine von mehreren Alternativen.

82 Spritzcreme

Spritzcreme für Namen oder Blüten ist wichtig für Torten. Die folgenden Zutaten braucht es:

250g Margarine
500g Puderzucker
2TL Reismilch
1 Ei Ersatz
Mark einer Vanilleschote

Alles mischen bis die Margarine nicht mehr klumpt. Ab in den Spritzbeutel und loslegen.

83 Stevia

Stevia wird oft als Süßungsmittel verwendet und soll sehr gesund sein. Es lässt sich recht schwer als Kraut ziehen und wird oftmals genau so massiv chemisch verarbeitet wie alle Süßstoffe. Daher verwende ich es nicht sehr gerne.

84 Super Fruits

Oftmals werden Cranberries und andere Früchte als Super Fruits bezeichnet. Auch hier gilt es, die eigenen Bedürfnisse zu ermitteln und auch gesund zu leben. Nicht das, was allgemein gut ist, ist für mich auch gut. Nicht alles, was allgemein Okay ist, muss für mich passen. Also bitte nicht die Werbung nutzen, um sich massiv beeinflussen zu lassen.

85 Tamari

Tamari ist die vielleicht beste Sojasauce, die man empfehlen kann und die wirklich gut ist und die ich persönlich empfehlen würde.

86 Tempeh

Tempeh ist ein traditionelles Fermentationsprodukt aus Indonesien, das durch die Beimpfung von gekochten Sojabohnen mit verschiedenen Rhizopus-Arten, also mit Hilfe von niederen Schimmelpilzen aus der Abteilung der Jochpilze und der Klasse der Zygomyceten entsteht. In vielen asiatischen Ländern ist

Tempeh genau wie Seitan bekannt und beliebt.

87 Tierrechte

Die Rechte der Tiere sind oftmals vollkommen uninteressant. Das sollten wir stärken und darauf verzichten, Tiere auszubeuten. Dabei sollte jeder Mensch aber individuell auf seine Bedürfnisse und Vorlieben achten und sich nicht selbst quälen. Das würde schon vollkommen ausreichen.

88 Tofu

Tofu, auch Bohnenquark oder veraltet Bohnenkäse genannt, ist ein ursprünglich chinesisches/asiatisches Nahrungsmittel. Er wird aus einem weißen Sojabohnenteig hergestellt, der bei der Denaturierung und Koagulation von Proteinen in der Sojamilch entsteht. Der Quark, der daraus hervorgeht, wird entwässert und anschließend zu Blöcken gepresst. Dieses Verfahren ist der Käseherstellung aus Milch sehr ähnlich. Es gibt ganz viele verschiedene Tofu-Arten. Reiner Tofu könnte von bösen Zungen als schnittfestes Wasser bezeichnet werden, ist aber wie Fleisch mit allen Stoffen und Geschmacksverstärkern lecker zu machen. Die mögliche Sortenauswahl wird immer spannender.

89 Umwelt

Veganer und Vegetarier sind umweltbewusste Menschen, sie achten sich und andere Lebewesen und sie verschmutzen weit weniger, als die „normale" Bevölkerung. Die Massentierhaltung und der Transport der Tiere sowie die Futtermittelherstellung schaden unserer Umwelt durch massive Emissionsbelastung.

Einige Fakten dazu aus einer Liste, die wesentlich länger ist:

- Die Nutztierindustrie verursacht mit etwa 18 % mehr Emissionen als der globale Verkehr.
- Jede Minute wird die Fläche von ungefähr sieben Fußballfeldern planiert, um mehr Raum für bewirtschaftete Tiere zu schaffen.

- Ein Drittel aller fossilen Energien werden verwendet um Nutztiere zu züchten.
- In den USA produzieren Nutztiere 130 Mal mehr Exkremente als die menschlichen Einwohner.

90 Versteckte Inhaltsstoffe

Manche Inhaltsstoffe sind daher versteckt, weil sie nicht gekennzeichnet werden müssen. Das sind insgesamt etwa 200 verschiedene Zutaten. Beispielsweise müssen z.B. Antioxidationsmittel, die nach der Weiterverarbeitung keinen technologischen Zweck mehr erfüllen, nicht gekennzeichnet werden (§ 9 Abs. 8 Zusatzstoff-ZulassungsVO). Das sind nur kleine Beispiele für eine Industrie, die mit Zusätzen reichlich arbeitet, aber es nicht anzeigt. Wir hatten schon an anderen Stellen Gelatine erwähnt, die in unglaublich vielen Lebensmitteln enthalten ist, die sogar vegan genannt werden dürfen. Es liegt an uns, die Kennzeichnung zu fordern und Täuschungsabsichten nicht zu unterstützen.

91 Vitamine

Vitamin D und B12 sollten Veganer und Vegetarier zu sich nehmen, sonst ist der Vitaminhaushalt im Allgemeinen gut geregelt. Hier gilt das, was allgemein gültig ist, nämlich dass eine gute Auswahl an bunt gemischtem Obst und Gemüse für jeden Menschen wichtig ist.

92 Vorratshaltung

Natürlich ist es bequemer Lebensmittel zu bevorraten. Allerdings verlieren Obst und Gemüse durch die Lagerung sehr viele Vitamine. So kann der Vitamin C. Verlust bei unsachgemäßer Lagerung bis zu 50% an nur einem Tag betragen Wenn es gar nicht anders geht dann auf Tiefkühlprodukte zurückgreifen. außerdem empfehle ich regionale und saisonale Produkte zu kaufen, weil da der Vitaminverlust durch Transport minimiert werden kann. Außerdem schmeckt Gemüse vom Bauern um die Ecke wesentlich besser als z.B. Eine Tomate die um die halbe Welt gereist ist. außerdem ist es ökologisch und ökonomisch wesentlich besser auf lange Transportwege zu verzichten.

93 Wasser

Wasser ist der wichtigste Baustein unseres Lebens. Wir sollten ausreichend trinken, ob Veganer, Vegetarier oder was auch immer. Dabei sollten wir über eine Filteranlage für unser Wasser nachdenken, denn das heutige Wasser ist nicht wirklich so gesund, wie es dargestellt wird. Wassermangel hat für unseren Körper katastrophale Folgen.

94 Wein

Wein ist leider auch zumeist nicht vegan, da auch hier Gelatine zum Einsatz kommt. Viele Weingeschäfte haben keine Ahnung, beginnen aber sich zu bemühen. Ein neuer Trend ist hier derzeit ein „weniger ist mehr". Es gibt Weine wie „Dame Nature", bei denen nur Trauben verwendet werden und keinerlei Zusatzstoffe, nicht einmal Hefe oder Schwefel. Das ist sicherlich ein guter Trend.

95 Wurst

Es gibt immer mehr vegane und vegetarische Wurstsorten, manche davon sind geschmacklich schon auf einem guten Weg. Derzeit bestehen die meisten Sorten aus Weizengluten und sind gut gewürzt, so dass man sie von konventioneller Wurst immer weniger unterscheiden kann.

96 Yuba

Yuba ist eine proteinreicher Fleischersatz aus der japanischen Küche aus Sojamilch. Yuba hat einen cremigen, nussähnlichen Geschmack und wird auch dazu verwendet um andere Speisen darin einzuwickeln, die dann gebraten, gedünstet oder frittiert werden können.

97 Zaziki

Einfach Soja-Joghurt Natur von „Alpro Soya", „Provamel" oder „Sojade" über Nacht - oder zumindest einige Stunden - im Kühlschrank in einem Sieb, in dem sich ein Küchenhandtuch befindet abtropfen lassen. Dann mit frischem Knoblauch, geraspelter und abgetropfter Gurke sowie frischem Schnittlauch (aus dem Garten) verfeinern. Fertig. Veggi-Gyros gibt es beispielsweise von Viana.

98 Zink

Zink als Mikronährstoff und essentielles Spurenelement ist als sogenannter Co-Faktor zahlreicher Enzyme an wichtigen Stoffwechselprozessen in unserem Körper beteiligt:

- Zink sorgt für die Aufrechterhaltung des Säure-Base-Haushalts;
- Zink hilft bei der Alkoholentgiftung
- Zink ist beteiligt am Vitamin-A-Stoffwechsel
- Zink ist beteiligt am Zellstoffwechsel
- Zink hilft bei der Wundheilung
- Zink beeinflusst Immunsystem und Spermatogenese
- Zink ist beteiligt an der Insulinspeicherung

Ein Erwachsener sollte täglich etwa 7 mg (Frauen) bis 10 mg (Männer) Zink zu sich nehmen. Pflanzliches Zink wird nicht ganz so

gut vom Körper aufgenommen. Sehr viel
Zink ist in Vollkorngetreide, Kürbiskernen,
Sojabohnen, Haferflocken und Linsen
enthalten.

99 Zucker

Immer mehr Vegetarier und Veganer
verzichten auf Zucker oder reduzieren den
Zuckerkonsum. Neben der Reduktion gibt es
auch für Allergiker viele Austauschstoffe und
die Standard-Alternative: Roh-Rohrzucker.

Zuckerguss

Zutaten:

¼ TL Zitronensaft
3 Ei Ersatz
500g Puderzucker
5ml Glycerin (Nicht hinzugeben, wenn er für
Beschritungen verwendet wird)

Ei Ersatz und Zitronensaft vermischen, dann
nach und nach den Puderzucker einrühren.
Das Glycerin ggfs. zuletzt einrühren. Eine
Stunde auskühlen lassen und Blasen
ausrühren.

Erste vegane Rezepte zum Kennenlernen

Diese Rezeptsammlung stammt aus der Inspiration durch mehrere Menschen und aus verschiedenen Quellen. Daher sind die Namen auch diesen Situationen bzw. Menschen gewidmet. Sie sind ausprobiert und mehrfach für gut, einfach und lecker befunden. Es soll hiermit auch zum Experimentieren angeregt werden. Daher sind einige Hinweise auf verschiedene Möglichkeiten enthalten. Statt einem sturen nachkochen, geht es darum, die vorliegenden Rezepte so zu „pimpen", dass sie den eigenen Geschmack treffen. Dazu sind einfache Hinweise dabei, die eine Anpassung an den eigenen Geschmack erleichtern sollen.

Bilder sind wirklich nicht nötig, sie hätten nur die Kosten der Produktion und des Drucks massiv in die Höhe getrieben. Das hätte den Preis unnötig nach oben getrieben. Die Sachen sehen nahezu genau so aus, wie man es erwartet und ähneln den Klassikern sehr, wenn man sie so aussehen lassen möchte. Ansonsten ist auch hier gerne zur Phantasie eingeladen oder Sie besuchen einen meiner Kochkurse.

1 „Mett" à la Ben

Für 4-8 Personen (ca. 500-600 Gramm)
Schwierigkeitsgrad: Kinderleicht
Zubereitungszeit: 10 Minuten + Ziehzeit (ab 15 Min.)

Mein lieber Kollege Ben ist ein echter Fleischfresser, aber deswegen mag ich ihn nicht weniger. Ihm widme ich mein erstes Rezept hier, denn gerade Mett ist ihm sehr lieb und wichtig.

Zutaten:

100g Naturreiswaffeln
2 mittelgroße Zwiebeln
300 ml (warmes) Wasser
2-3 EL neutrales Pflanzenöl
1 TL (scharfer) Senf
40g Tomatenmark
(Rauch-) Salz
Pfeffer
Kräuter(-mischung) bzw. Maggi Würze (Laut Hersteller ist Maggi Würze vegan.)
1 TL Paprika Edelsüß
Knoblauch (frisch oder granuliert) nach Geschmack

Zubereitung:

Die Reiswaffeln mit der Hand zerkleinern. Das kalte Wasser nach und nach hinzugeben, bis eine matschige Konsistenz vorhanden ist. Die kleingehackten Zwiebeln, den Senf, das Tomatenmark sowie das Öl unterrühren und nach Geschmack Salz, Pfeffer, Kräuter(-mischung) bzw. Maggi Würze sowie die anderen Zutaten hinzugeben und gut vermengen.

Mindestens 15 Minuten, gerne aber auch einige Stunden oder sogar über Nacht durchziehen lassen und ggfs. dann nachwürzen, falls erforderlich.

Die Festigkeit kann mit Wasser bzw. Reiswaffeln korrigiert werden, die Farbe mit dem Tomatenmark.

Die so entstandenen 500-600 Gramm veganes „Mett" sind mehrere Tage haltbar.

2 "Ralfs NLP-" Hummus

Für 4-8 Personen
Schwierigkeitsgrad: Kinderleicht
Zubereitungszeit: 15 Minuten + bei frischen
Kichererbsen Einweichzeit (mehrere
Stunden) - sonst Kichererbsen aus der Dose
verwenden

*Ralf ist ein lieber Kollege und mein NLP
Lehrer/Trainer. Er mag meine Kochkünste,
wofür ich mich herzlich bedanken möchte. Er
mag ganz besonders den Humus, weswegen
hier das Rezept ihm gewidmet ist. Sein selbst
gebackenes Brot wäre eine wunderbare
Beilage.*

Zutaten:

250 g Kichererbsen, getrocknet und über
Nacht eingeweicht oder fertig aus der Dose
6-8 EL Olivenöl
2-3 Zehen Knoblauch oder granulierten
Knoblauch
2 EL   Zitronensaft oder 1-2 Zitronen
auspressen
2-4 EL Sesam Paste (Tahin)
Kreuzkümmel, Salz, Paprikapulver, Pfeffer

schwarz, aus der Mühle

optional: etwas Blattpetersilie und/oder Paprikapulver hinzufügen bzw. als Garnitur verwenden

Zubereitung:

Die Kichererbsen entweder fertig nehmen oder für 24 Stunden einweichen, im Anschluss zwei Stunden in neuem, leicht gesalzenem Wasser (nicht im Abtropfwasser) köcheln lassen. Abgießen und alle Zutaten in ein hohes Gefäß / Standmixer geben und durchmixen.
Pürieren bis eine glatte, aber feste Masse entsteht.

Gerne zuerst weniger Öl und Zitronensaft zugeben und durch mehr Öl und Zitronensaft die Konsistenz optimieren. Durch mehr als 2-3 TL Sesam Paste kann man die Konsistenz wieder erhöhen. Diese drei Zutaten gleichen je nach Menge die Festigkeit der Masse optimal aus. Der Hummus hält sich im Kühlschrank in der Regel mehrere Tage, wobei er an Intensität zunehmen kann.

3 Rühr-„Ei-Ei für Stephi"

Für 6 Personen
Schwierigkeitsgrad: Kinderleicht
Zubereitungszeit: 10 Minuten

Die liebe Stephanie nennt mich
„Rattenfänger", weil ich ihr das vegane
Leben (auf meine Art) empfohlen habe.
Daher widme ich ihr dieses Rezept, denn sie
ist meist auch so ein Frühaufsteher wie ich.

Zutaten:

Öl oder Margarine
1 Zwiebel, fein gehackt
400 g Tofu, mit den Händen grob zerbröselt
1-2 Paprikas
2-3 Frühlingszwiebeln
1/2 TL Kurkuma
1 EL Sojasauce
Salz und Pfeffer
sowie nach Geschmack etwas Paprikapulver,
Curry oder Petersilie
optional gerne auch Kala Namak für wirklich
unglaublichen Eigeschmack

Als Deko eignet sich sehr gut Balsamico Essig und Schnittlauch. Einfach den Schnittlauch in beliebig langen Stücken darüber legen und kleine Fäden mit dem Balsamico Essig ziehen.

Zubereitung:

Öl oder Margarine in einer Pfanne zerlassen und die Zwiebel glasig andünsten. Paprika und Frühlingszwiebeln anbraten, dann den Tofu hinzugeben und unter rühren mit anbraten. Nun Kurkuma, Sojasauce und andere Gewürze hinzugeben. Danach pur, auf Brot oder Brötchen anrichten und nach Geschmack dekorieren.

4 "Eva's" Frikadellen

Für 6-8 Personen (etwa 15 Frikadellen)
Schwierigkeitsgrad: Kinderleicht
Zubereitungszeit: 20 Minuten + ggfs.
Ziehzeit (je nach Zutaten)

Eva zeigte uns damals das erste Video von „Gollum der Veganer" und schenkte mir eines meiner ersten veganen Kochbücher. Dafür und für ihre liebe Art „gehört" ihr natürlich das Frikadellen-Rezept.

Zutaten:

200g Sojagranulat
1Liter Gemüsebrühe
80g Paniermehl oder ein Brötchen in kaltem Wasser eingeweicht
1mittelgroße Zwiebeln
1Knoblauchzehe
Salz, Pfeffer, Paprika (edelsüß), Majoran und Schnittlauch
2 EL Senf (mittelscharf)
Kräutermischung nach Belieben
2-3 Ei-Ersatz oder Mandelmus
etwas Zitronensaft

Zubereitung:

Zuerst das Sojagranulat in der Gemüsebrühe einweichen und das Brötchen in kaltem Wasser. Alternativ sind für das Sojagranulat Hülsenfrüchte möglich, wie beispielsweise Kichererbsen oder Linsen. Statt des Brötchens kann auch Paniermehl benutzt werden.

Sojagranulat oder Hülsenfrüchte-Masse gut ausdrücken, Ei-Ersatz hinzugeben (auch möglich sind 2-3 Esslöffel Gluten), Brötchen oder Paniermehl dazu, die weiteren Zutaten hinzugeben und dann die Gewürze untermengen. Danach gut durchkneten. Mit dem Paniermehl kann man die Konsistenz erhöhen und ggfs. mit Öl wieder weniger fest werden lassen. Am besten ist es, immer eine Frikadelle zur Probe zu machen, bevor es dann weiter geht. Das ist gerade in diesem Fall kein Problem.

5 "Papas" Currysauce

Für ca. ½ Liter Sauce
Schwierigkeitsgrad: Kinderleicht
Zubereitungszeit: 15 Minuten

Papa Marek ist seinerzeit verzweifelt, als wir vegan wurden und hat gedacht, er müsse nun den Rasen mähen, wenn wir ihn besuchen kommen. Aber wir haben auch weiterhin gerne gegrillt. Dazu gab es unter anderem auch diese Currysauce von mir.

Zutaten:

500 ml Tomatenketchup oder passierte
Tomaten, je nach Vorlieben
500 ml Cola
2 EL Currypulver (scharfe Mischung)
2 Lorbeerblätter
1 Prise Salz
Honig bzw. Agavendicksaft
6 EL Apfelmus (falls sejr feste Sauce
gewünscht wird)
Currypulver (in mehreren Schärfegraden)
zum bestreuen

Zubereitung:

Zuerst Zwiebeln würfeln und mit den Lorbeerblättern in Öl anbraten. Danach die Tomaten / den Ketchup hinzugeben. Nun nach und nach die weiteren Gewürze hinzugeben und abschmecken. Zuletzt dann Honig / Agavendicksaft und danach die Cola untergeben.

Nun die Sauce durch ein Sieb pressen (vor allem wegen der Lorbeerblätter, aber auch wegen der Zwiebeln).

Nun kann die Sauce vielleicht fester werden. Auf Wunsch dann das Apfelmus hinzugeben und damit bzw. mit Cola die Festigkeit der Sauce anpassen.

Gerne dann die damit übergossenen Leckereien mit Currypulver (vielleicht in mehreren Schärfegraden) bestreuen.

Apfelkompott (ohne Stücke) ist wirklich genau das, wodurch sehr zähflüssige Currysauce in der Profiküche die Konsistenz bekommt.

6 "Isa's" Nudelsalat

Für 6-8 Personen
Schwierigkeitsgrad: Kinderleicht
Zubereitungszeit: 20 Minuten + Ziehzeit (ab 60 Min.)

Isa's Partys sind immer Klasse gewesen und es gab immer ganz tolle Dinge zu essen. Daher natürlich ein Partyrezept für Isa mit vielem Dank für die schönen Begegnungen.

Zutaten:

500g Nudeln
3 Tomaten
2 (rote) Zwiebeln oder 3 Schalotten
300g veganer Sojaschinken und/oder Räuchertofu
250g Erbsen & Möhren
200g saure Gurken
1-2 rote Paprika
vegane Mayo
Salz
Pfeffer
Zitronensaft
Essig bzw. Gurkenwasser
eine Prise Rohrohrzucker

Zubereitung:

Die Nudeln (gerne Penne, Spirelli oder andere Nudeln mit einer gefälligen Form) in Salz und ohne Öl (das ist bei Nudeln immer unnötig) kochen, abgießen und mit kaltem Wasser abschrecken. Die Tomaten entkernen und in Stücke schneiden sowie die Paprika in kleine Stücke schneiden und hinzugeben. Nun kommen hinzu die Gurken, Zwiebeln, Sojaschinken/Tofu sowie die Erbsen und Möhren abgießen. Nun erst einmal vermengen.

Jetzt die nach eigenem Ermessen gewünschte Menge an Mayonnaise unterheben und dann mit den weiteren Zutaten nach dem persönlichen Geschmack würzen.

Für mindestens eine Stunde im Kühlschrank ziehen lassen.

7 Erbsensuppe "Oma Reloaded"

Für 4 Personen
Schwierigkeitsgrad: Kinderleicht
Zubereitungszeit: 30 Minuten + Ziehzeit (ab 15 Min.)

Erbsensuppe gehörte zu den Dingen, die meine Oma wunderbar machen konnte. Die deftige deutsche Küche war ihr Zuhause. Dafür danke ich ihr mit diesem Rezept.

Zutaten:

4 Zwiebeln
Olivenöl
1,2 Liter stilles Wasser
600 Gramm Tiefkühlerbsen
100-150 Gramm Mandelmus
100 Gramm Petersilie
20 Gramm Minzeblätter
200-300 Gramm Walnußkerne
200 ml Wanußöl
Den Saft einer Zitrone
Pfeffer (schwarz)
Salz

Zubereitung:

Zuerst die Zwiebeln grob hacken. Dann das Olivenöl im Topf erhitzen und die Zwiebeln darin andünsten. Nun das Wasser mit den Erbsen hinzugeben und 12 Minuten kochen lassen. Dabei bitte gut umrühren. Nun von der Herdplatte nehmen, das Mandelmus unterheben.

Jetzt die Petersilie, Minze. Walnusskerne (vorher kurz angeröstet), das Walnussöl, den Zitronensaft sowie Salz und Pfeffer im Mixer pürieren und dann auch mit unterheben.

Nun mit Salz und Pfeffer abschmecken. Die Festigkeit ausgleichen geht gut mit Wasser bzw. Mandelmus bis die gewünschte Konsistenz erreicht ist.

8 "Roberts Rucki Zucchini" Lasagne

Für 4 Personen
Schwierigkeitsgrad: Leicht
Zubereitungszeit: 40 Minuten

Der Begriff „Rucki Zucchini" war geboren und dann kam die Überlegung, wem man dieses Rezept widmen könne. Es kann nur Robert sein, der auf der Überholspur alles erreicht und dabei auch immer ein Kumpel bleibt.

Zutaten:

800 Gramm Tofu Natur
4-6 Zucchini
4-5 Zwiebeln
3 Knoblauchzehen
500 Gramm Möhren
500 Gramm Tomatenmark
2 Packungen Wilmersburger Pizzaschmelz
¼ Liter Rotwein
2 Bund Basilikum
3-4 TL Oregano
0,1 Liter Honig bzw. Agavendicksaft
Olivenöl oder Erdnussöl

Salz
schwarzer Pfeffer

Zubereitung:

Basilikum fein schneiden und die Zucchini in feine Scheiben schneiden. Diese werden als Trennschichten benutzt. Es braucht hier etwas Übung. Im Zweifel eine Zucchini mehr besorgen. Der Hobel scheint eher schwierig, ein scharfes Messer eher einfach.

Den Backofen nun auf 250 Grad vorheizen.

Zwiebeln, Knoblauch und Möhren klein hacken. Nun den Tofu mit der Gabel zerbröseln und dann mit Olivenöl bzw. Erdnussöl anbraten. Dann das Gemüse dazugeben und nochmals 3-4 Minuten unter rühren anbraten. Nun nach und nach Tomatenmark, Oregano und Agavendicksaft / Honig unterheben. Wenn die Konsistenz zu fest ist können passierte Tomaten hinzugefügt werden, sonst etwas Wasser. Dann den Rotwein hinzugießen und einige Minuten einköcheln lassen. Nun mit Salz und Pfeffer würzen und dann vom Herd nehmen und das anfangs geschnittene Basilikum unterheben.

Nun beginnend mit Zucchinischeiben immer abwechselnd diese und die Tomaten-Tofu-Mischung aufschichten. Dann mit dem veganen Käse (Wilmersburger Pizzaschmelz) abdecken. (Alternativ geht auch eine Mischung aus ca. 50 Gramm Mandelmus mit 0,3 Liter Wasser sowie Salz und Pfeffer.)

Nun 5-10 Minuten in den Backofen geben und noch etwas Öl obendrauf verteilen. Falls noch Basilikum vorhanden ist, kann dies obenauf verteilt werden.

9 Gefüllte Paprikaschoten "Mama meets Cemile und Nazan"

Für 4 Personen
Schwierigkeitsgrad: Leicht
Zubereitungszeit: 25 Minuten, 1 Stunde
(ggfs. + bis zu 15 Minuten) Backzeit +
Ruhezeit (ca. 20 Min.)

*Meine Mutter hat gerne Paprikaschoten
gemacht, diese habe ich nun auf türkische
Art „gepimpt", wie ich es zuerst bei Cemile
und Nazan gesehen habe. Daher gilt euch
dieses Rezept als gemeinsame Begegnung*

Zutaten:

4 rote große Paprikaschoten (Achtung: Gut
aufstellbar wegen Auflaufform!)
100 g   feine Sojaschnetzel
250 ml Gemüsebrühe
500 g Tomaten, aus der Dose oder passierte
Tomaten
3 EL Tomatenmark
250 Gramm Langkornreis (Alternativ Bulgur
oder beides gemischt)
500 ml kochendes Wasser
2-3 gehackte Zwiebeln

3 zerdrückte Knoblauchzehen
4 EL Cranberries (sonst Rosinen)
3 EL Pinienkerne (können weggelassen werden)
1 TL Zimtpulver
1 EL getrockneter Majoran
Olivenöl
Meersalz, Pfeffer

Zubereitung:

Den Backofen auf 180°C vorheizen, denn die Paprikas brauchen wirklich viel Zeit und einen warmen Ofen.

Sojaschnetzel mit 250 ml kochender Gemüsebrühe übergießen und dann. 20 min ausquellen lassen. Anschließend auf einem Sieb abtropfen lassen.

In einer Pfanne etwas Olivenöl erhitzen und den Reis / Bulgur bzw. das Gemisch mit einigen vorhandenen Kräutern kurz anbraten, danach mit dem kochendem Wasser ablöschen. Mit 1 TL Meersalz würzen und bei mittlerer Hitze so lange köcheln lassen, bis das Wasser aufgesogen ist. Danach vom Herd nehmen und abgedeckt stehen lassen.

In einer Pfanne etwas Olivenöl erhitzen und die Zwiebeln und den Knoblauch darin glasig andünsten. Die abgetropften Sojaschnetzel anbraten und die Cranberries, die Pinienkerne, das Tomatenmark, die zerkleinerten Tomaten bzw. die passierten Tomaten hinzugeben. Nun mit Zimt und Majoran, Salz und Pfeffer abschmecken. Weiter köcheln lassen, bis die Flüssigkeit aufgesogen ist. Nun den Bulgur/Reis unterheben und vom Herd nehmen.

Die Paprikaschoten, waschen, Deckel abschneiden und die Schoten vom Kerngehäuse befreien. Die Paprikaschoten in eine passende Auflaufform stellen und mit der Soja-Reis-Mischung füllen. Die Deckel auf die Paprikaschoten setzen und den Rest der Mischung zwischen den Schoten verteilen. Falls es nicht ausreicht, noch passierte Tomaten zum Auffüllen nehmen, wenn Sie gerne viel Soße haben. Nun mit Alufolie abgedeckt im Ofen ca. 45-

60 Minuten garen, was unter anderem von der Größe der Paprikaschoten abhängt.

Es sind Cranberries statt Rosinen verwendet worden, weil deren Akzeptanz höher ist und sie deutlich gesünder sind. Natürlich geht es auch mit Rosinen.

10 Gulasch "de Spatzek"

Für 4-8 Personen
Schwierigkeitsgrad: Kinderleicht
Zubereitungszeit: 60 Minuten

Das erste Super Gericht, dass Spatzek gemacht hat, war ihr Gulasch, den ich auch heute noch gerne zubereite. Daher gehört ihr natürlich auch das Rezept dazu gewidmet, denn wir haben zusammen begonnen, vegan zu leben.

Zutaten:

150g Sojawürfel (trocken)
200g Zwiebeln
50g Möhren
2 Knoblauchzehen
30g Tomatenmark
80ml Sojasahne
1/2l Gemüsebrühe
100 ml Rotwein
4 ausgepresste Orangen
Stärke
Gulaschgewürz
braunes Soßenpulver

Salz und Pfeffer
Rapsöl oder Erdnussöl

Zubereitung:

Die Sojawürfel in heißer Gemüsebrühe einweichen, dann kräftig ausdrücken (wirklich richtig kräftig) und mit Salz & Pfeffer würzen. Nun die Karotten und Zwiebeln in feine Würfel schneiden. Jetzt das Öl in einer Pfanne erhitzen und die Sojawürfel mit dem Gemüse ca. 10 Minuten scharf anbraten. Danach würzen mit Gulaschgewürz und Soßenpulver. Nun weitere 10 Minuten bei mittlerer Hitze anschmoren. Danach das Tomatenmark und den Knoblauch noch ein wenig mit anbraten. Jetzt mit der Gemüsebrühe, dem Rotwein und dem Orangensaft ablöschen. Danach ca. 1 Stunde köcheln lassen. Eventuell mit etwas Stärke oder Saucenbinder abbinden. Nun noch mit den Gewürzen abschmecken und die Sahne unterheben.

Als Beilage sind Klöße und Nudeln auch möglich, vor allem dann, wenn man die

Konsistenz dadurch erhöht, dass man mehr Saucenbinder verwendet und ggfs. Mandelmus unterhebt. Dann wird es fester und mehr zu einer Gulaschsauce, statt einer Suppe. Den Rotwein kann man natürlich auch weglassen, ich mag ihn persönlich sehr.

11 Sauerbraten "Rolis Next Generation Edition"

Für 6 Personen
Schwierigkeitsgrad: Etwas schwieriger
Zubereitungszeit: 30 Minuten + Ziehzeit (ab 4 Stunden, gerne mehr wenn möglich)

Mein lieber Freund Roli hat den Sauerbraten so gerne gegessen, dass er hier als Mitgestalter der ersten Stunde erwähnt sein soll. Ich hoffe, wir essen bald wieder „unseren" leckeren „Suurbrodem".

Zutaten:

1 kg veganer Braten (z.B. Vegge Braten Deluxe von Vantastic Foods) oder 6 Bratenscheiben von Wheaty

Marinade:
1 Flasche Rotwein
½ Liter Rotweinessig
2 Zwiebeln
1 Möhre
1 TL Wacholderbeeren
6 Gewürznelken
3 Lorbeerblätter

3 EL Zuckerrübensirup
1 EL Salz

Sauce:
2-3 Zwiebeln
10 Kräuterprinten oder 1 Frühstückskuchen
(gerne auch gemischt)
6 EL Cranberries
4 EL Zuckerrübensirup
Salz, Pfeffer und Pflanzenöl

Zubereitung:

Marinade:
Das geschälte Gemüse grob hacken und mit
Rotwein und Rotwein-Essig in einen großen
Topf geben und die weiteren Zutaten
einrühren. 5 Minuten nach dem aufkochen
köcheln lassen und dann den Braten in
Scheiben schneiden oder die fertige n
Bratenscheiben einlegen. Dabei die
Scheiben möglichst gleichmäßig und gut
bedecken. Nun gerne mehrere Stunden oder
über Nacht im Kühlschrank ziehen lassen. Es
geht auch mit einer halben Stunde, aber

mehr Zeit ist wirklich hilfreich für den Geschmack.

Nach der Ziehzeit die Bratenscheiben herausnehmen und die Marinade ohne die Lorbeerblätter verwahren. Zwiebeln schälen, fein würfeln und in einem großen Topf mit Öl glasig andünsten. Jetzt die Printen oder den Frühstückskuchen in kleinen Bröseln mit der Hälfte der Cranberries und dem Sirup hinzugeben, danach mit Salz und Pfeffer würzen. Dann mit der Marinade ablöschen und aufkochen. Nun das Ganze ca. 20 Minuten lang köcheln lassen. Jetzt nur noch im Mixer oder mit dem Pürierstab fein pürieren und die restlichen Cranberries hinzugeben.

Erst kurz vorher die Bratenscheiben in der Sauce mit erwärmen, da diese sonst schnell zerfallen können. Gerne mit Rotkohl und Klößen, Nudeln oder Kartoffeln servieren.

Auch hier sind Cranberries statt Rosinen verwendet worden, weil deren Akzeptanz höher ist und sie deutlich gesünder sind. Natürlich geht es auch mit Rosinen.

12 "Püppchens" Schokokuchen

1 Schokokuchen
Schwierigkeitsgrad: Kinderleicht
Zubereitungszeit: 10 Minuten + Ziehzeit (ab
15 Min.)

*Püppchen mag gerne Süßigkeiten, isst aber
auch - im Gegensatz zu ihrem Bruder - gerne
Obst und Gemüse. Da Kakao auf Bäumen
wächst, könnte man sagen, Schokolade sei
Obst und auch hier einmal ein lachendes
Auge zudrücken. Daher widme ich ihr dieses
Rezept - und eine Ecke davon auch Fabian in
unvergessener Freundschaft. Du sollst
natürlich auch ein Stück des Kuchens
bekommen.*

Zutaten:

400 Gramm Mehl (Ideal: Fertige
Vollkornweizen-Brotbackmischung)
400 Gramm Rohrohrzucker
60 Gramm Kakaopulver
30 Gramm Backpulver
5 Gramm Salz
120 Gramm Schokolade
150 ml Öl

400 ml Wasser
70 ml Karamellsirup

Zubereitung:

Den Ofen auf 200 Grad Ober- und
Unterhitze vorheizen

Alle trockenen Zutaten mischen und dann
die Schokolade im Wasserbad erhitzen. Nun
Wasser und Öl vermischen und unterheben,
dann den Karamellsirup und danach die
Schokolade unterrühren. Jetzt den Teig in
eine eingefettete Springform (26 cm) geben
und ca. 35-40 Minuten backen.

Am besten testet man mit einem
Holzstäbchen (Zahnstocher), ob der Kuchen
fertig ist. Wenn man es leicht rein und raus
ziehen kann, ist der Kuchen fertig.

13 "Laulins" Cupkaces

Für 8 Personen
Schwierigkeitsgrad: Leicht
Zubereitungszeit: 15 Minuten + Backzeit (25
Minuten) Ziehzeit (ab 1 Stunde)

*Die Laulin ist eine totale Schokonase und hat
mich gefragt, ob wir nicht gemeinsam vegan
leben könnten bzw. sie zumindest
vegetarisch. Ein toller Schritt und dafür
widme ich ihr ein tolles Rezept.*

Zutaten:

Teig:
Siehe "Püppchens" Schokokuchen

Frosting:
130 Gramm gehackte Pistazien
6-7 EL Karamellsirup
500 ml vegane Kokos-Schlagcreme
2 Packungen Sahnesteif

Zubereitung:

Der Teig wird wie der Schokokuchen
hergestellt und dann in Muffinformen
gegeben, in denen er bei 180 Grad bei Ober-

und Unterhitze oder in einem Cupkake Maker ca. 20-25 Minuten gebacken wird.

Die gehackten Pistazien anrösten und feinmahlen (in Mörser oder Küchenmaschine), danach mit dem Karamellsirup vermengen und zu einer Paste verarbeiten. Nun die Schlagcreme aufschlagen, untermengen und Sahnesteig hinzugeben. Nochmals aufschlagen. Nun in den Kühlschrank und dort eine Zeit ziehen lassen (1 Stunde oder länger). Jetzt in einen Spritzbeutel geben und auf den Cupcakes verteilen.

14 "Silkes Biker-" Pancakes

Für 6-8 Personen
Schwierigkeitsgrad: Leicht
Zubereitungszeit: 15 Minuten

Die herzliche und liebe Silke powert sich auf dem Indoorcycling Rad total aus. Diese Power haben auch die Pancakes, daher sind sie ihr gewidmet.

Zutaten:

400 g Mehl
500 ml Reismilch oder Sojamilch
2 EL Vanillezucker
2-3 Msp. Kardamompulver
1 Prise Salz
2 TL Backpulver
Macadamiaöl oder Erdnussöl

Optional: Ahornsirup, Agavendicksaft, Bananen oder andere Früchte und Aufstriche

Zubereitung:

Alle Zutaten sorgfältig zu einem glatten Teig verrühren. In einer beschichteten Pfanne Öl

erhitzen und nacheinander (kleine)
Pancakes ausbacken.

Danksagungen

Einige Menschen habe ich in meinen Rezepten erwähnt. Hier noch ein paar Danksagungen darüber hinaus:

Für meine Tochter Lea
Gerne möchte ich dir mit diesem Buch etwas mehr aus meinem Leben zeigen und von dem, was mich bewegt. Das haben wir viel zu lange versäumt. Schön, dass wir uns auf den Weg zueinander machen, wie auch immer er aussehen mag. Ich mag dir gerne ein immer an deiner Seite befindlicher guter Freund sein.

Für Silke
Mein ganz besonderer Dank für die Mitarbeit geht an meine liebe Freundin Silke Wettstein, Dipl. Chem., Dipl. Wirt. Chem., Ernährungsberaterin (sgd) Gewichtscoach (sgd) Fitnessberaterin (IHK). Ohne dich wäre dieses Buch wesentlich weniger gehaltvoll. Es ist wunderbar, mit dir befreundet zu sein und immer wieder deine natürliche

Herzlichkeit und Normalität erleben zu dürfen.

Für Melanie
Danke, dass du eine ebenso „normale" Art des vegan Seins lebst. Es tut gut, nicht alleine zu sein und es macht Freude, Zeit mit dir zu verbringen.

Mein Dank geht des Weiteren auch an Jeroen Rumpen, Euro-Toques-Preisträger und Küchenchef des Hotels Pullman Aachen Quellenhof. Ich hoffe, wir sehen uns bald auf einem meiner Kochkurse. Ich freue mich sehr darüber, dass ein so bekannter und versierter Koch mich zum Gespräch eingeladen hat.

Unser Aachener Koch Christof Lang ist auch eine der Persönlichkeiten, die einen mit ihrer Leidenschaft anstecken können. Auch hier bedanke ich mich herzlich für manchen Input.

Ebenso freue ich mich, dass ich heute (22.03.2014) Hans-Georg Lesmeister und Javier Rodriguez (Spaniens Winzer des Jahres 2013) getroffen habe und darüber gesprochen habe. Sie haben mir erklärt, dass oftmals Wein biologisch und vegan angebaut wird und derzeit noch manchmal tierisches Eiweiß genutzt wird, weil man noch keine ausreichenden Alternativen gefunden hat. Es freut mich, dass hier neue Trends zu erkennen sind.

Ich möchte mich bei allen Menschen bedanken, die mich vorangebracht haben, ob auf dem einen oder dem anderen Weg. Euer Verständnis und auch das Gegenteil davon haben mir gezeigt, wie mein Weg aussehen kann. Ihr habt mich begleitet und es war nie eure Aufgabe, es mir Recht zu machen. Wichtig war und ist mir, dass wir einen schönen Austausch haben.

Danke an alle Menschen, die ihr Leben bewusst genießen mögen und Spaß daran haben, mit Genuss bewusst zu leben und die Freude am Leben zu einem zentralen Punkt des Daseins werden zu lassen

Über den Autor

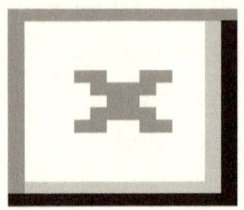

Arno Ostländer, Jahrgang 1968, ist ein aus
Radio, TV und Presse bekannter Coach und
Berater, der beispielsweise als Experte für
die Aachener Zeitung und Aachener
Nachrichten schreibt. Er war im TV unter
anderem tätig als Berater von Silvia Wollny
(Die Wollnys - Eine schrecklich große
Familie). Darüber hinaus bloggt er zu vielen
interessanten Themenbereichen und ist in
vielen Medien gefragter Interviewpartner.

Der Versicherungsfachwirt und frühere
Vertriebstrainer hat kurz nach erreichen
seines vierzigsten Lebensjahres aus einer
tiefen Lebenskrise heraus sein Leben auf
neue Beine gestellt. Er hat seither zahlreiche

Ausbildungen absolviert und sehr viele berühmte Persönlichkeiten getroffen, mit denen er gearbeitet hat. Sein Ansatz ist hypnosystemisch, lösungsorientiert und konstruktivistisch.

Er arbeitet mit Einzelpersonen, Familien, Gruppen und Firmen im niederländischen Vaals bei Aachen.

Durch seinen Wechsel in das vegane Leben erschien es ihm wichtig, die vegane Ernährung in sein berufliches Wirken zu integrieren, woraus dieses Buch und seine Kochkurse entstanden sind, die sich großer Beliebtheit erfreuen.

Vegane Kochkurse und andere Angebote - Seminare und Einzelarbeit

Ergänzen und Aktualisierungen sowie Kochkurse und Seminare plus Möglichkeiten zur Arbeit mit Einzelpersonen und Gruppen sind zu finden unter: www.paramedius.com und www.ganzeinfachvegan.com.

Literaturhinweise / Quellennachweise / Inspirationsquellen:

- Aerztezeitung.de
- Attila Hildmann „Vegan For Fit"
- Björn Moschinski "Vegan Kochen für alle"
- Chefkoch.de
- Claus Leitzmann und Markus Keller "Vegetarische Ernährung"
- Dr. Gill Langley "Vegane Ernährung" Echo Verlag 1999)
- Kim Wonderland „Vegan Wondercakes"
- Peace Food: Wie der Verzicht auf Fleisch und Milch Körper und Seele heilt von Ruediger Dahlke
- China Study: Die wissenschaftliche Begründung für eine vegane Ernährungsweise von T. Colin Campbell, Thomas M. Campbell und Maria Michalitsch
- Claus Leitzmann und Markus Keller "Vegetarische Ernährung"
- Deutsche Gesellschaft für Ernährung e.V.
- Laubfresser.de
- Ökotest
- Peta

- Stern.de
- Taifun „Rezepte für Seidentofu"
- Test.de
- Tiere essen von Jonathan Safran Foer, Isabel Bogdan, Ingo Herzke und Brigitte Jakobeit
- Vegane Gesellschaft Deutschland e.V.
- Vegetarierbund Deutschland Vebu.de
- Vegan lecker lecker: raffinierte Köstlichkeiten der veganen Cuisine von Marc Pierschel
- Warum wir Hunde lieben, Schweine essen und Kühe anziehen: Karnismus - eine Einführung von Melanie Joy und Achim Stammberger
- Wikipedia

Weitere Quellen:

- Science Daily (2011). "Chocolate Is a Super Fruit: Rich Source of Antioxidants"
- Khan NI, Naz L, Yasmeen G. (2006). "Obesity: an independent risk factor for systemic oxidative stress." Pak J Pharm Sci. 19(1):62-5.Brozmanová J. (2011). "Selenium and cancer: from prevention to treatment" Klin Onkol. 24(3):171-9.
- Leitzmann und Keller (2010): Vegetarische Ernährung. Ulmer: Stuttgart, S.172
- Prof. Dr. med. Richard Béliveau, Dr. med. Denis Gingras, Hanna van Laak: "Krebszellen mögen keine Himbeeren. Nahrungsmittel gegen Krebs", RM-Buch-und-Medien-Vertrieb, 2008.
- Steve Graff (2011). "Jefferson researchers provide genetic evidence that antioxidants can help treat cancer" EurekaAlert
- Serafini M., Testa MF., Villaño D., Pecorari M., van Wieren K., Azzini E., Brambilla A., Maiani G. (2008). "Antioxidant activity of blueberry fruit is impaired by association with milk." Free Radic Biol Med. 15;46(6):769-74

- Camera E., Mastrofrancesco A., Fabbri C., Daubrawa F., Picardo M., Sies H., Stahl W. (2009). "Astaxanthin, canthaxanthin and β-carotene differently affect UVA-induced oxidative damage and expression of oxidative stress-responsive enzymes." Exp Dermatol. 18(3):222-31.

Auch von Arno Ostländer erschienen:

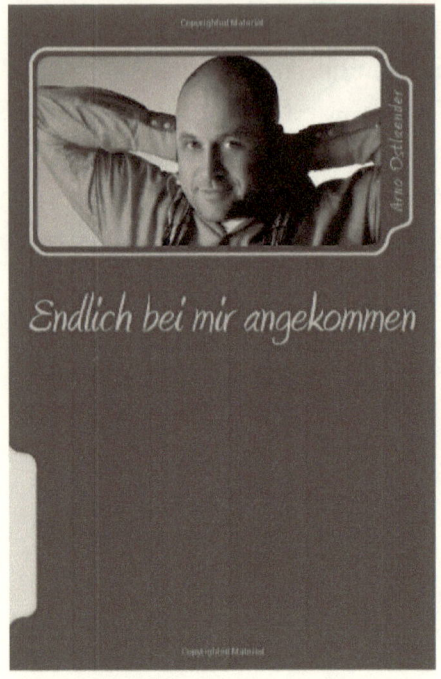

Endlich bei mir angekommen: Das Lese- und
Übungsbuch für alle Menschen, die sich auf den
Weg zu ihrem eigenen erfüllten Leben voller
Liebe machen möchten!

ISBN-10: 1496147014
ISBN-13: 978-1496147011

Endlich bei mir angekommen:

Hast du immer schon Antworten auf die Fragestellungen deines Lebens gesucht? Wie wäre es, wenn du dir stattdessen einmal selbst neue und interessante Fragen stellen darfst? Arno Ostländer, der aus Presse, TV und Radio bekannte Coach und frühere Vertriebstrainer, hat hier einen sehr wohlwollenden und sanften Ansatz. Lerne aufmerksam und respektvoll, dich immer gezielter auf den Weg zu machen und dich und dein Leben kennenzulernen.

Schau dir anstelle einer genauen To Do Liste die Fragestellungen und Übungen an, die dich auf den Weg zu dir bringen können. In diesem Buch ist der vielleicht behutsamste Weg zu einem neuen Selbst vor allem aus einem Grund niedergeschrieben: es geht darum, dass du mit Freude einen neuen Weg gehen lernst, der in deinem Tempo dazu führt, dass du dein Leben verändern kannst. So ist es dir möglich, aus Überzeugung und anhand von Erfahrungen neue Erkenntnisse zu sammeln, die dein Leben bereichern können. Zwinge dich nicht zu einem neuen Leben. Frage dich lieber, was gut für dich ist und dann integriere es.

Du wirst in diesem Buch viele Anregungen und Fragestellungen finden, die dir helfen können zu spüren, was dein wirklicher Weg im Leben ist. Integriere es auf deine Weise sanft in dein Leben und genieße die Bereicherungen, die du selbst in dein Leben bringen kannst. Du kannst viel mehr als du glaubst, und du bist viel mehr als ein Problem, das dich belastet. Du kannst lernen, dich ganz wahrzunehmen und Zugang zu deiner eigenen inneren Kraft und Stärke zu finden.

Weitere Bücher von Arno Ostländer

Rheinischer Buddhismus des 21. Jahrhunderts

(Das kölsche bzw. rheinische Grundgesetz, als
Grundlage eines neuen und erfüllten Lebens. /
Läve verstonn nohm Kölsche Jrundjesetz

**Frei von Stress, Schmerzen, Angst und
Selbstzweifeln in zehn Schritten**

Handbuch zur Selbsthilfe und Behandlung von
Klienten mit Quantenheilung und Meditation.

**Hypnose lernen 01 Skript und Lehrbuch zum
Hypnose Basis Seminar**

Hypnose lernen ohne Vorkenntnisse. Alle Inhalte
einer Hypnose Basis Ausbildung schriftlich mit
Mustertexten.

Wie kann ich wieder lieben lernen?

In verständlichen Worten wird anschaulich und
klar Mut für einen Neuanfang geschaffen, der
gelingen kann. Dabei werden Stolperfallen,

Illusionen und Fallstricke klar angesprochen und Wege aufgezeigt, sie zu umgehen.

Die Liebe lohnt sich immer und sie ist für jeden von uns möglich, wenn wir Anfangen, sie in unser Leben zu lassen.

Euer Glück kotzt mich an!

Warum es Dich schmerzt, wenn andere Menschen glücklich sind und von Deinem Weg zum eigenen Glück und zur Liebe in Dir!

Wir sind frustriert, weil diese blöden Menschen doch alle so viel glücklicher sind als wir. Es könnte so schön sein, aber wir stehen uns selbst und dem eigenen Glück im Weg, wohingegen es anderen Menschen scheinbar gut geht. So ist es nicht und wir haben die Chance, unser Leben zu verändern. Diese kleine schriftliche Anleitung zum eigenen Glück kann eine gute Hilfe sein, das Leben als Opfer zu beenden und das eigene Glück zu erfahren, das zum neuen Lebenskonzept wird und viel Freude bereitet.

Ab jetzt l(i)ebe ich mich selbst!

Wir haben gelernt, uns zu verbiegen und leben eine Existenz, die man uns vorschreibt, gefangen in Ängsten und Zwängen. Arno Ostländer schreibt in klarer und oftmals provokanter, aber auch einfühlsamer Art über uns prägende Erfahrungen und die Möglichkeiten, die eigene Persönlichkeit zu entwickeln. In deutlichen Worten erkennen wir uns selbst, finden zu unseren eigenen und wahren Werten und lernen, uns selbst zu leben und den Mut zum eigenen Leben zu finden. Es ist möglich, zu einer eigenen Persönlichkeit zu finden und frei zu leben, wenn man den Mut hat, den einfachen Schritten des Buches zu folgen.

10 Kurzanleitungen zu Meditation und Achtsamkeit

Meditation, Achtsamkeitsübungen, Autogenes Training, progressive Muskelentspannung … Es gibt so viele Möglichkeiten der Entspannung. Daher nun hier ein kleiner und kompakter Ratgeber mit vielen Tipps, den wichtigsten Techniken, aber auch vielen weiteren Möglichkeiten inkl. Klang- und Duftreisen, Atemmeditation und Quanten-Meditation.

Quantum Rebalance by Arno Ostländer

Fragen und Antworten auf dem Weg zur
Rückverbindung mit unserer natürlichen Lebens-
Balance und dem wirklichen Selbst in uns.

Quantum Rebalance wurde entwickelt durch
Arno Ostländer von 2009 bis 2014. Das Ziel der
Methode ist es, mit Hilfe der Quantenheilung
und anderer integrierter Techniken (u.a.
Imaginative Traumatherapie, Lösungsfokussierte
Kurztherapie, Positive Psychologie, Reiki, NLP,
Systemische Beratung und Therapie, Vertriebs-
und Verkaufspsychologie, Entspannung,
Meditation, Ayurveda, buddhistische sowie
christliche Elemente, Achtsamkeitsübungen
u.v.m.) den gesamten Organismus auf einfache
Weise mit simplen Übungen und Überlegungen
wieder in die ursprüngliche Balance zu bringen,
in der wir alle das Licht der Welt erblickten. Es
geht nicht darum, einzelne Probleme zu lösen,
zu therapieren oder bestimmte Ziele zu
verfolgen, sondern um das Leben in seiner
natürlichen Art und Weise.

Massage lernen 01 Lomi Lomi Nui Massage

Die Lomi Lomi Nui Massage aus Hawaii ist die bekannte Hawaiianische Tempelmassage. Wir wollen in diesem Script besprechen, was eine gut praktizierbare und leicht anzuwendende Version ist, die wir in Europa ausüben können.

Hypnose lernen 02 Script und Lehrbuch für Hypnose Profis!: Aufbau Ausbildung mit allem wichtigen Wissen für den Hypnose Profi mit Mustertexten und wichtigen Grundbegriffen des NLP inklusive Gutschein!

Was denken und fühlen Menschen wirklich und durch welche Augenbewegungen und Gesten zeigen Sie, was in Ihnen vorgeht? Wie kann man dies nutzen, um Ergebnisse zu erzielen, die das Leben nachhaltig verändern? Hypnose Profis sind in diesen Techniken ausgebildet, geben dieses Wissen aber nicht einfach weiter.

Sie haben schon einige Grundkenntnisse in Hypnose und möchten gerne wissen, was Profis wirklich leisten, wenn sie mit Hypnose arbeiten? Lernen Sie effektive Techniken kennen und lernen Sie vor allem, wie Sie mit Menschen so umgehen, dass Sie erkennen, was jemand wirklich erreichen möchte und was er von sich preisgibt.

Aufbauend auf dem ersten Band erfahren Sie hier, wie Sie frei arbeiten können und wie Sie eine gelungene Beziehung zu Ihrem Klienten aufbauen, in Gesprächen die Führung übernehmen sowie das Verhalten und die Absichten von Menschen erkennen. Darüber hinaus erlernen Sie, wie Sie professionell mit Hypnose das Leben von Menschen dauerhaft verändern können. Werden Sie zum erfolgreichen Profi in Hypnose.

Zusammenfassung von Ganz einfach vegan.

Vegane Ernährung ganz simpel erklärt mit 99 Fakten und Basics zum Einsteigen, Verstehen und Umdenken für Alle sowie einige schnelle und einfache vegane Rezepte mit Suchtfaktor.

Danke, ich bin nur Veganer und nicht krank!

Statt schon wieder einem bebilderten und teuren Kochbuch ein Nachschlagewerk für vegane Einsteiger, Umsteiger und Neugierige. Knapp zusammengefasst sind hier 99 Fakten, Anleitungen und wichtige Informationen, um Menschen zu verstehen, die vegan kochen. Ebenso hilft dieses Buch, seine eigene Küche auf vegan/vegetarisch um- oder einzustellen und dabei das eigene Maß zu finden.

So können Sie ganz einfach das eigene Verständnis vom Vegan sein entwickeln. Durch ein paar einfache und schnelle Rezepte, die einen neuen Geschmack wecken wollen, die einfachen auszuprobieren und nachzukochen sind, kann Spaß- und Suchtfaktor entstehen.